JN097627

内臓もココロも整うお腹マッサージ

チネイザン療法

氣内臓

Yuki

一般社団法人
内臓マッサージ協会代表

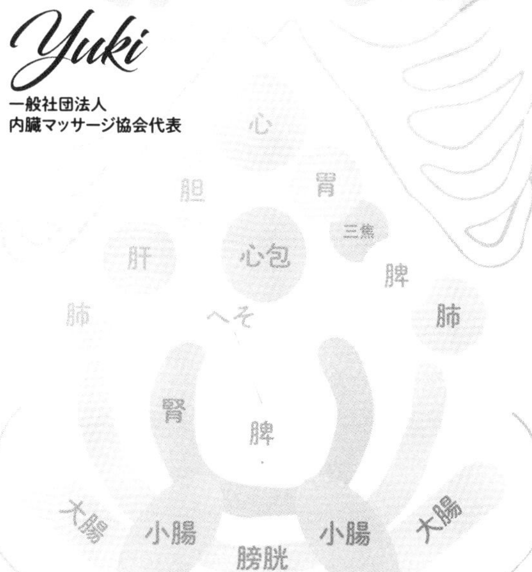

BAB JAPAN

はじめに

2020年初頭に、セラピスト界に激震が走りました。「新型コロナウイルス」という目に見えない脅威が私たちのそれまでの生活を脅かし始めたのです。日本中が恐怖におびえ、生活苦、経済難に陥った人々が街にあふれ、コロナにかかるかもしれないという不安から、心身面を病む人々を多数見かけるようになりました。今こそ、心からの癒やしが必要な時代を迎えているのではないでしょうか。

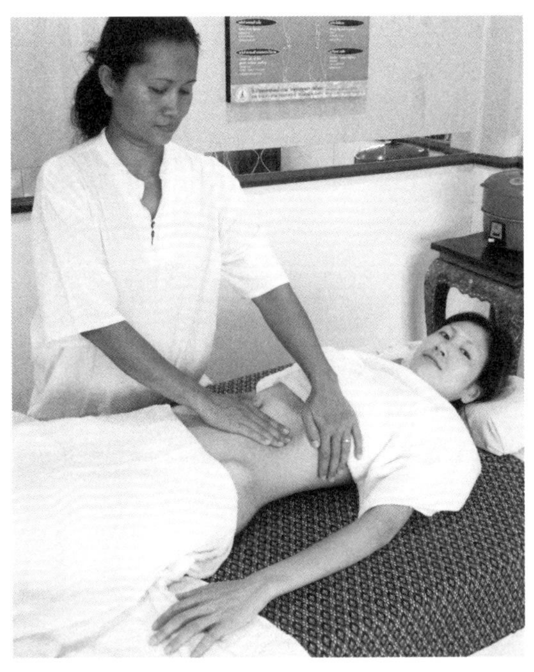

タイのチェンマイでチネイザンの施術を受ける著者(2010年)

私が初めてチネイザンに出会ったのは、今からもう10年前のことになります。あの時、タイのチェンマイで初めて受けた内臓マッサージ「チネイザン」の感覚が忘れられなくて、その虜になった私が、それまで勤めていた会社を辞めて独立するまで、そんなに時間はかかりませんでした。

「こんなに良いマッサージを何とか日本に持って帰りたい。タイのチェンマイでしか受けられないなんてもったいない！」と一念発起し、自分にできるセルフチネイザンを開発しました。

さらに、今の「たまよろ庵」の原型である自宅の一室でチネイザンの施術をしていましたが、お客様に「先生からこのマッサージを学びたい」と言われ、セラピスト養成スクールを始めました。そこから今や300名以上を輩出するチネイザン専門スクールとなり、セルフチネイザンを含めると10,000人以上のお腹に触れることになりました。

しかしながら、実体験を踏み、研究をすればするほど、古文書に書かれた記述や本場タイのチェンマイで学んだものとは違う、それでは解決しきれない「日本人女性特有の体質」が浮かび上がってきました。学んだ通りにやって改善に向かう人もいれば、そうでない人もいる…。

一方で、日本人女性の不調は年々悪化の一途を辿るばかり。そう思っていた矢先、夫と出会い、結婚。そして長年の無排卵無月経であった私がまさかの自然妊娠。出産、育児と、自分の身体が「母」になる貴重な経験を通じて、チネイザンの驚異的な自然治癒力を確信し、より深く女性の身体の変化について学ぶきっかけをいただきました。

私が本書でお伝えするYuki式チネイザンは、より現代日本人の女性の不調に特化したものです。元々セラピストやエステティシャンでもなかった私が考えただけあって、とてもシンプルで単純な手技ばかりです。

ただ、このマッサージの効果が本当にすごいのです。長年の便秘はもちろん、冷えが治り赤ちゃんを授かった方や、1度の施術で2キロ痩せて以来、どんどん痩せ体質に変わっていく方。2度目の施術で不眠症を克服された方、乳がんからの回復期にみるみる体力を回復された方や、私と同じ無排卵無月経から自然に生理が来るようになった方。長年悩まされていた頻尿が改善されたり、ひどかった腰痛から解放された方も数多くいらっしゃいます。

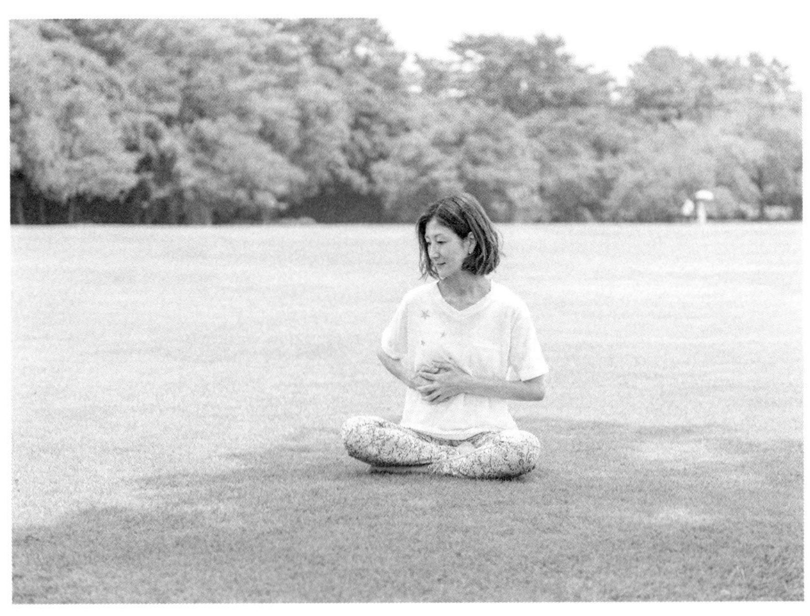

そして心理的な面でいえば、チネイザンでお腹を揉むことによって、内側からの変化が起こり、それまで許せなかった自分を許し、最愛のパートナーに出会えた方や、親との和解ができた方。離婚寸前だった旦那さんとの関係が劇的に改善された方、そして旦那さんの鬱を治してしまった方も！　そして、ストレスフルだった職場から転職する勇気が出て、天職に出合われた方など。チネイザンが心理的な改善をもたらすケースも、本当に多くみられるのです。

こんなに素晴らしい内臓デトックスマッサージを、私一人のものにしていてはもったいありません！　日本に持ってきて、10,000人のお腹を揉みながら日々研究を重ねて進化してきたYuki式チネイザンの技術を、読者の皆様もぜひ身につけていただきたいと思います。

これから益々、時代は変わります。その時代によって移り変わる人々の心や体の本質をお腹を通じて捉え、そして未来を切り開いてゆく力を、このチネイザンを通じてセラピストの皆様にお届けできますように。

一般社団法人内臓マッサージ協会　代表理事　田中ユキ

Contents

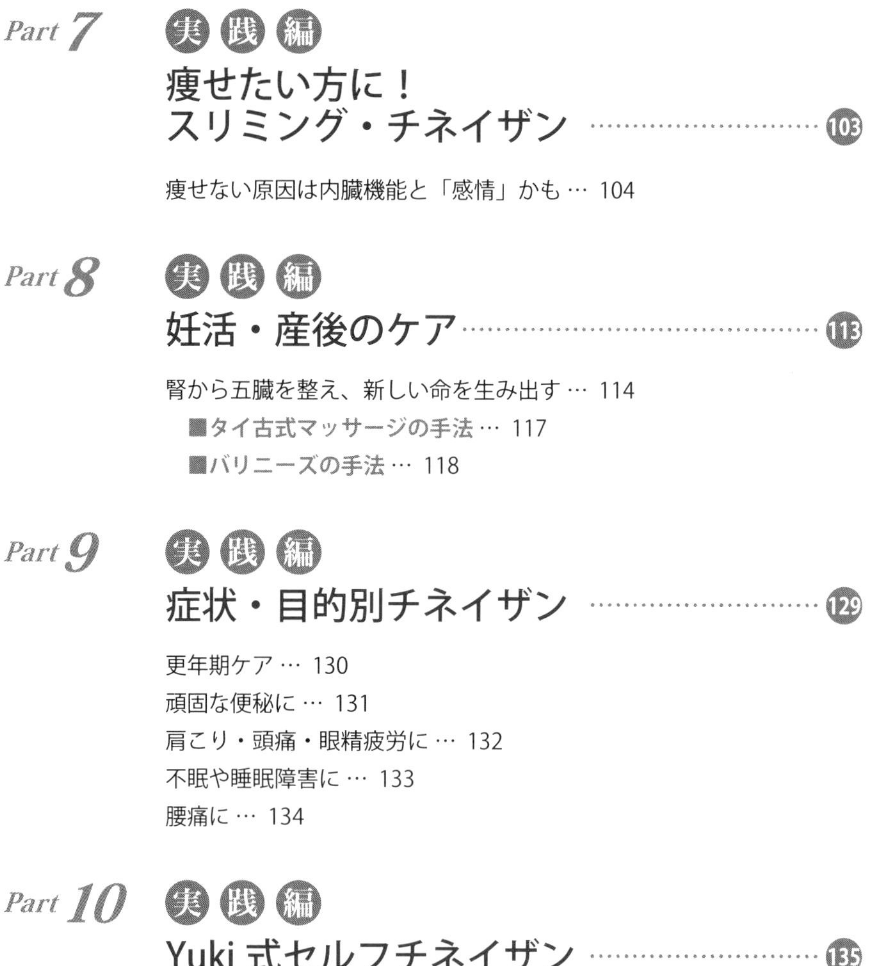

Part 1 概論編

チネイザンとは？

（お腹に感情が宿るとは？）

お腹（内臓）には感情が宿る

チネイザン、聞きなれない名前だと思いますが、正式名称は「Chi Nei Tsang」（チネイザン）です。氣内臓療法とも呼びます。タオ（古代道教）に古くから伝わってきた腹部マッサージに、古代道教のタオイスト（老師）である謝明徳（マンタクチア）が現代解剖学などを融合し、作り上げたものです。

タオイストは、日々の修行の一環としてチネイザンを取り入れていたと言われています。元々は気功療法に近いもので、タイのチェンマイでは日々、鍛錬法や瞑想法のような修行が重ねられています。

チネイザンが生まれたタオの考えは、人間を自然の一部ととらえ、万物と調和しようとする生き方の智慧であり、神仙術、陰陽道、老荘思想、東洋医学などを結合したものです。今の私たちの不調や病気は、自然と不調和な生活をした結果から生まれると考えられています。不調和＝不健康ですね。

そこで私は、チネイザンを“本来の自分を取り戻すマッサージ”と呼んでいます。

古代中国のタオの修行者たちは、人間の内臓の中でエネルギーが上手く流れない事態が生じると、お腹の周囲にしこりやもつれが発生しやすいことに気づきました。こうした障害は体内の生命機能の中枢で発生し、私たちの生命力である気（エネルギー）の流れを妨げることになります。

恐れや怒り、不安感や憂うつ感、心痛といったネガティブな感情は、時に恐ろしいほどのダメージを心身に与えます。こうした問題はまた、過労やストレス、ケガや手術を受けた時、または薬品やジャンクフードの摂り過ぎ、そして悪い姿勢、運動不足によっても引き起こされます。

つまり、過度な感情やストレス、不健康な生活などによって、内臓の中を流れる気の循環が乱れると、内臓だけではなく関連した心身の状態まで損なうことをタオの修行者たちは発見したのです。

チネイザンの特徴的な考え方に、内臓と感情が結びついていて、負の感情が過多になった時にそれが宿る内臓が悲鳴を上げる＝「病気」になるというものがあります。まさに「病は気から」と同義です。ここでいう「気」は気持ち（感情）と、内臓の中に存在しているエネルギー的な「気」の二つの意味になります。

チネイザンでいう「気」も東洋医学の気と同じ概念で、体表面から体の奥深くまで全身に分布し、生命活動を維持するものです。チネイザンでは特に、内臓の中に蓄積されている気に注目しています。

少し難しい話になってしまいましたが、ここで大切なのは「未病」の考え方になります。感情の乱れやストレスなどによって循環が失われた内臓の中の「気」の状態を、内臓（腹部）を揉むことによって整えていきます。内臓が感情のゴミ箱にならないよう、そして内臓がSOSを発する前に気の流れを整えてあげようというものです。

ですから、チネイザンを受けた後は、今まで感じたことのないような心身のデトックス感が得られるのです。そこでとても重要になるのは、セラピストがその考え方をしっかりと理解していること。そして言葉によるカタルシス効果（浄化）がしっかりと効果を上げるように、各内臓にアプローチする時にクライアントに伝えてあげることです。

それでは、今から、より具体的な方法について学んでいくことにしましょう。

Yuki式チネイザンとは？

ここで、本場チェンマイで行われているチネイザンとYuki式チネイザンの違いについて説明していきましょう。

基本的な考え方はもちろん同じですが、私はチェンマイでチネイザンを学び、謝明徳（マンタクチア）の講演を聞いた後も、少しばかりの疑問が残りました。それはこの三つです。

「同じ方法で、日本人に行っても良いのだろうか？」
「この方法を、日本でも続けられるだろうか？」
「英語ではなく日本語でチネイザンを受けてみたら、どう変化するだろうか？」

私が学んだ数々のスクールは世界中の人が集まっていましたが、肌が弱く筋肉もがっちりしていない日本人が体格の良い相手と組むと、少し圧が強過ぎたりしました。

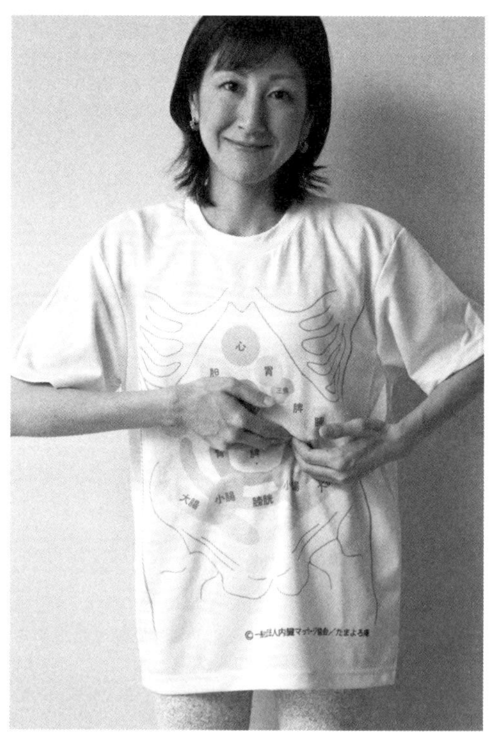

セルフチネイザンに便利な反射区Ｔシャツ

また私は英語がネイティブではないので、例えば「肝が硬いけれど、何かストレスはありましたか？」と聞かれても、上手に英語でストレスの原因について語ることはできず、そこでまた上手く言えないストレスを抱えてしまいました。

そして何より気になっていたのは、日本人の肌質と他の国の人たちの肌質は違うのに、同じ施術方法で良いのか？という疑問でした。そしてそれは、「日本人独特の世界観や常識、それによる病気の原因を理解したうえでチネイザンをやりたい」という強い想いに変わりました。

二つ目の疑問を解決するために、私はチネイザンにヨガの手法を加え、自分で自分のお腹をマッサージできるように「セルフチネイザン」を開発しました。これならば、セラピストから施術を受けた後でも、自宅でお腹が硬くならないように、継続することが可能になります。

また、一つ目の疑問は、10年で9,000人以上の日本人女性のお腹をマッサージしていく中で答えに辿り着きました。状況と時代によって

日本人向けに開発したYuki式チネイザン

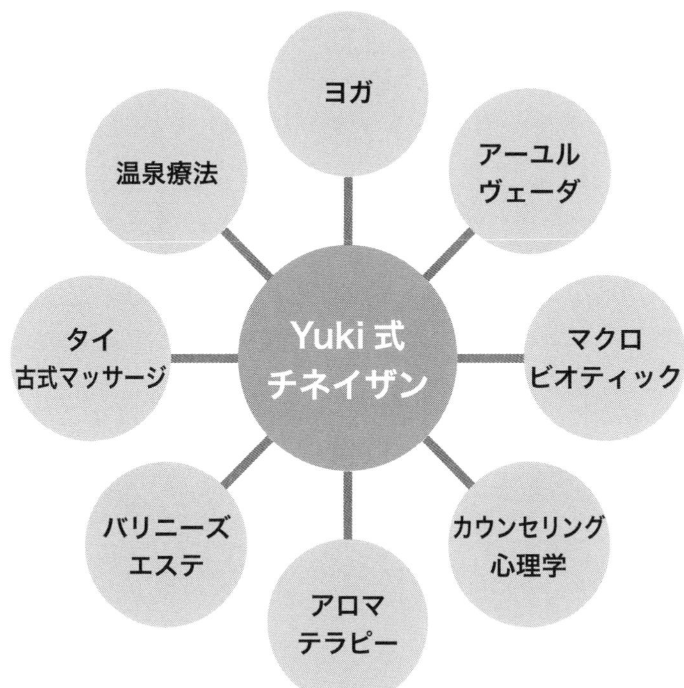

人々のお腹は変化している。お腹の変化に応じたオリジナルのメソッドが必要だということに気づいたのです。

そこで、ヨガ、アーユルヴェーダ、マクロビオティック、カウンセリング心理学、アロマテラピー、バリニーズエステ、タイ古式マッサージ、温泉療法などの手法を融合させて、日本人女性のお腹を救うための「Yuki 式チネイザン」を開発したのです。

本書で学べることは、すぐに目の前にいるクライアントに活用でき、すぐ目の前で効果を発揮してくれる、とても優れた方法です。Yuki 式チネイザンの特徴を一言で言うと、「入れるより出す」ことに主眼を置いたチネイザンマッサージということです。

今の日本にチネイザンが必要な理由

私は 2011 年の東日本大震災の年に、独立をしました。その前からチネイザンは学んでいましたが、これからどうやって皆にこのメソッドを伝えていこうかと思っていた矢先の大震災でした。

この時、人々は来る日も来る日も「不安や恐怖」におびえ、不自由な生活に「ストレスや怒り」を感じ、家族を失った「悲しみ」や元の生活を失った「憂鬱、喪失感」が日本中を覆い包んでいました。この時のことは、本当に辛くて思い出したくない方も多くいらっしゃると思います。

私はその時、断食合宿の講師としてマクロビオティックの恩師に九州に呼んでもらっていて、東京を離れていました。そして、大震災後しばらくは東京に帰れず、九州の先生のところに置いてもらい、先生の講演会に同伴する機会をいただいたのです。

その時、講演会の生徒さんたちにチネイザンのお話をすると大きな関心を持っていただけて、行く先々でたくさんの方々のお腹を診させていただきました。そのお腹の硬いことといったらありません。

人は恐怖を抱え込み過ぎると「腰痛」になりやすくなります。また不安を溜め込み過ぎると「過食」になりやすくなります。お腹も背中も感情の影響を受けてパンパンになってしまうのです。

チネイザンを受けた方の中には涙を流す方もいて、「皆が大変だから、私も我慢しなくてはいけないと思って…」と感情を出した瞬間にお腹も緩み、便秘が解消したり、食べ過ぎが止まったりしました。チネイザンは本当にすごいパワーを秘めたマッサージなのだということを、その時に痛感しました。

その後、東京に戻って活動を始め、今や10年目となります。チネイザンは現代日本人に必須のマッサージだと常に思います。なぜなら、日本人ほど、お腹に感情を溜め込む民族は世界中どこを探してもいないからです。

私は20代の学生時代をスペインやヨーロッパで過ごし、また、就職後は、インドでヨガの修行をしたり、タイでタイ古式マッサージの修行をしたり、ハワイでスピリチュアルな時間を過ごしたりしました。そして世界中の人々と触れ合う機会がありましたが、皆よく自分の感情や考えを口に出します。

一方の日本人といったら…。私もそれで帰国後に就職した会社を辞める時、転職する時、他の人と違うことを始めた時など、周りに白い目で見られたりして肩身の狭

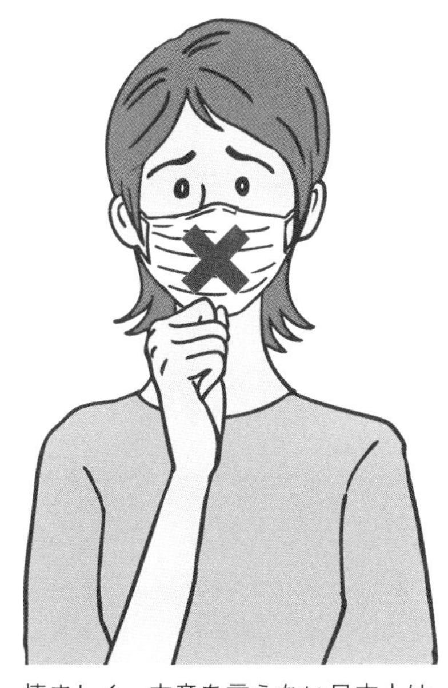

慎ましく、本音を言えない日本人は、お腹が硬くなりがち。

い思いをしてストレスを抱え、心身共に不調になった経験があります。だからこそ、チネイザンに出会えたわけなのですが…。

日本人は「皆と違う」ことをいまだによしとしない文化があり、自分の考えや感情を出すことを「自分勝手、わがまま」と受け取る文化があります。会社でもプライベートでも、人間関係で本音を言える時が本当に少ない社会ですよね。これではお腹が硬くなって当然です。

だから､逆に日本には「本音のはけ口」となるような場所や､「いじめ」という現象がとても多いのでしょうね。

近年急増する女性の不調

先述の「溜め込みやすい性格」のお腹を持っている女性を、溜め込みお腹タイプと私は呼んでいます。溜め込みお腹の女性が抱えるトラブルが、近年急増しているのをご存知でしょうか。

一番に挙げられるのが婦人科系のトラブルで、今や30代以上の女性の4人に1人は子宮筋腫があるといわれています。さらに状態が悪化して、子宮や卵巣がん、乳がんになる女性の数も35年前と比べ2倍以上と爆発的に増加しています。

それらは早期発見して手術すれば治る病気ですが、その後に健康的な生活を送るため、再発を防ぐためには、病気になる前の生活に戻してはいけないのです。その後のケアがとても大切になります。子宮や卵巣のケアは、今や30代以降の女性には必須なのです。

また、もう一つには「不妊」があります。私自身、20代で重度の無排卵無月経と診断され、医者にさじを投げられるような状態で、無縁ではありませんでした。しかしながら、しっかりとしたYuki式チネイザンの実践によって自然と完治し、34歳で自然妊娠、自然分娩で今は5

歳になる息子の子育てに奮闘しています。

話が逸れましたが、不妊の根本的な原因を治癒せずに、子宮と卵巣に無理やり負担をかけてしまう今の最新医療のやり方には、私は少し疑問を抱いてしまいます。私がそうだったように、Yuki式チネイザンの実践によって自然に妊娠してくれる女性が増えてくれることを祈ります。

また、これに関連しますが、「更年期障害」の増加、悪化も、今や日本人女性が抱える一つの問題です。「更年期が怖い」という女性たちのなんと多いことでしょう。しかし、しっかりと子宮や卵巣のケアをして、気の流れを整えていたら、恐れることは何もありません。現に、更年期障害がひどくて「たまよろ庵」に通っていた生徒さんたちの中で、みるみると改善されていった例を何人も何十人も見ています。

さて、これらの症状をお持ちの女性に共通することは何だと思いますか？　皆さん共通して、「いい子ちゃんタイプ」「感情を表に出さないタイプ」「我慢が上手なタイプ」なのです。

いい子ちゃんなのに病気になってしまうなんて！　それならば、初めから性格が悪かったほうが良かったかもしれませんよね。そう、日本では自分の感情を表に出すタイプの人を、悪者にする風潮がありますが、その文化こそ、私は一言モノ申したい！のです。

お腹の基礎知識

日本には、お腹に関する諺が多く存在します。「はらわたが煮えくり返る思い＝怒り」や「ご立腹＝怒り」、「腹に一物あり＝心の中でたくらんでいることがある」、などと、お腹と感情が関連しあっていることを物語る、いくつものフレーズが存在します。

それでは、ここでいうお腹とは何を指すのでしょうか？

「お腹」というと、日本人は「胃腸」を思い浮かべます。先の「はらわた」とは「腸」のことですが、腹が立つとは一体、腹のどこが立っているのでしょうか？　面白い質問ですよね。これらのことをチネイザンの観点から解説すると共に、皆さんにチネイザンの基礎となるお腹への知識を深めていただきたいと思います。

内臓とは、体内にある臓器の総称で、臓器とも呼ばれています。その内臓を、解剖学的に分類すると、臓器は機能ごとに「消化器系」「循環器系」「呼吸器系」「泌尿器系」「生殖器系」「内分泌器系」「感覚器系」「神経系」「運動器系（骨、関節、靭帯、筋肉）」の九つに分類されています。

機能ごとに分けて考えると、この後、陰陽五行的に見た時の理解が深まるので、ひとまずこの考え方を覚えておきましょう。

続いて、陰陽五行的に分解すると、五つの臓腑に分類されます。肝臓と胆嚢グループ、心臓グループ、胃と膵臓グループ、肺と大腸グループ、腎臓と膀胱と生殖器グループになります。

もちろんこれ以上細かく分類すると、より多くの臓器が存在します。それぞれがどんな機能を果たしているかの説明はここでは割愛しますが、前提となる知識なので、生理学の教科書やインターネットで勉強しておきましょう。

次に、この陰陽五行的な考え方について、詳しくお伝えしていきます。

内臓と陰陽五行の関係

陰陽五行とは、約2,500年前に古代中国で発祥し、陰陽論と五行論が融合したもので、現代までに実に色々な変遷があって、今の形になって現代に受け継がれています。

陰陽五行による五臓

肺 呼吸・水分代謝を担う

外部のきれいな空気を取り込み、不要なものを外に排出。皮膚の新陳代謝とも関係がありアレルギー疾患にも関係が。

関連する場所　肺、大腸

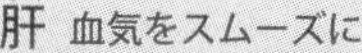

肝 血気をスムーズに

体の中の「気」の動きが順調になるよう調節する。筋肉に栄養を送り、自律神経系などの神経・精神活動も整える。

関連する場所　肝臓、胆嚢

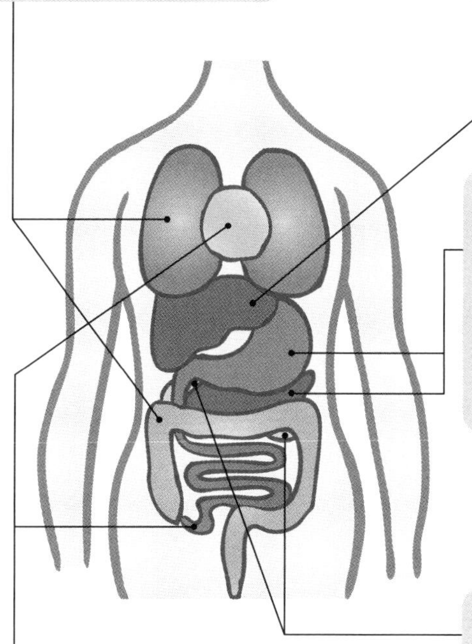

脾 生命力から消化活動まで

消化吸収を司り、気・血をつくって全身に供給。脾臓ではなく膵臓に関係する。皮下脂肪の量に深い関わりが。

関連する場所　胃・膵臓

腎 生命エネルギーの源

生殖機能、成長、発育に関する働きに、生涯にわたって関わる。肺からの気を体内にたくわえ、水液の貯蔵・排出にも関わる。

関連する場所　腎臓、膀胱、生殖器

心 循環の原動力

脳や各臓器に血液を送る心拍動や循環の原動力としての働きのほか、意識、思考、睡眠とも関わっている。

関連する場所　心臓、小腸

五臓の関係性

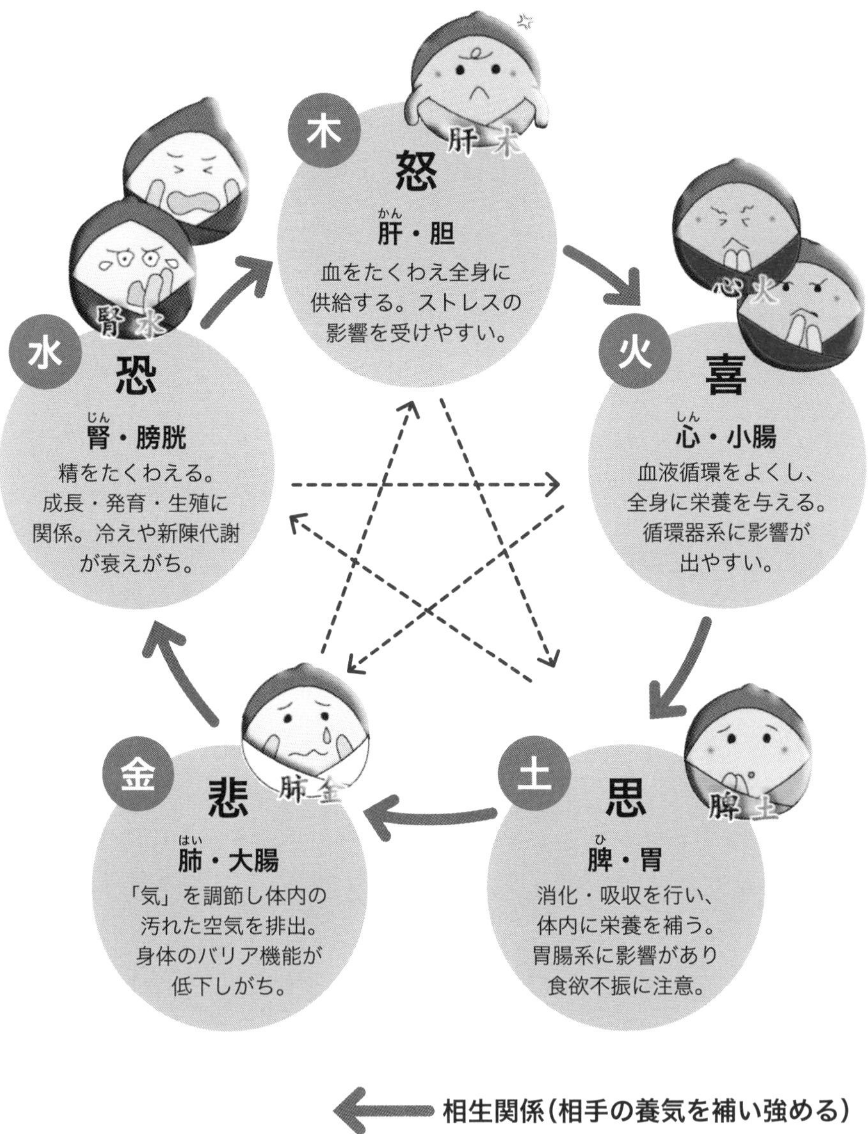

木
怒
肝・胆
血をたくわえ全身に供給する。ストレスの影響を受けやすい。
肝木
火
喜
心・小腸
血液循環をよくし、全身に栄養を与える。循環器系に影響が出やすい。
心火
土
思
脾・胃
消化・吸収を行い、体内に栄養を補う。胃腸系に影響があり食欲不振に注意。
脾土
金
悲
肺・大腸
「気」を調節し体内の汚れた空気を排出。身体のバリア機能が低下しがち。
肺金
水
恐
腎・膀胱
精をたくわえる。成長・発育・生殖に関係。冷えや新陳代謝が衰えがち。
腎水
相生関係（相手の養気を補い強める）
相克関係（相手の養気を抑え弱める）

陰陽五行は誤解されやすい点も多いのですが、ある時代に一度に確立された学問ではなく、時代を経て、少しずつ追加され、少しずつ形を変えて発達してきたものです。この時代にはこういう考え方だったが、この時代にはここが追加されている、という感じで、陰陽五行論者に少し違う点があるのも、どの時代の考え方を切り取るかで伝えるニュアンスが変わるからでしょう。

陰陽も五行も時代と共に移り変わるもので、固定された考え方ではないところが私は気に入っていて、今の現代日本社会において、陰陽五行はどう当てはまっていくのかを日々模索しています。

陰陽五行とは、宇宙に存在する万物が木火土金水という５要素によって形成されているという考え方です。それは人体にも当てはまり、そして私たちの心の中も５要素によって形成されていると考えます。内臓と心の関係は深く、「五臓五腑」という考え方はここから生まれたものです。

先ほどお伝えした内臓の五つのグループは、下表のような分類に当てはまります。

五つの臓腑グループ

木	肝・胆
火	心・小腸
土	脾・胃
金	肺・大腸
水	腎・膀胱・生殖器

ここで注意していただきたいのは、東洋医学でいう「肝」は、西洋医学の「肝臓」だけを指すのではないということです。「肝」という大枠の概念、すなわち、「肝臓」も含む肝の経絡の支配下にあるもの全てを指します。「機能」と捉えると理解しやすいでしょう。

最初のうちは少し解釈が難しいと思いますが、次第に慣れてきますので、ここではあえて「肝」「心」「脾」「肺」「腎」と東洋医学の呼び方を使っていきたいと思います。

チネイザンでは、下図のような反射区を使い、腹部を見る、触れることによって、クライアントの「気」の流れが悪いところを見極めます。そこに蓄積した感情にフォーカスし、その状態を丁寧にクライアントに伝えながら施術を進めていきます。

施術については、後半のページで詳しくご説明していきますので、ここはしっかりと理論を頭に叩き込んでいきましょう。

まず、チネイザンでは、三つの眼鏡が必要になります。ここがYuki式チネイザンの特徴の一つですので、詳しく説明していきましょう。

お腹の反射区

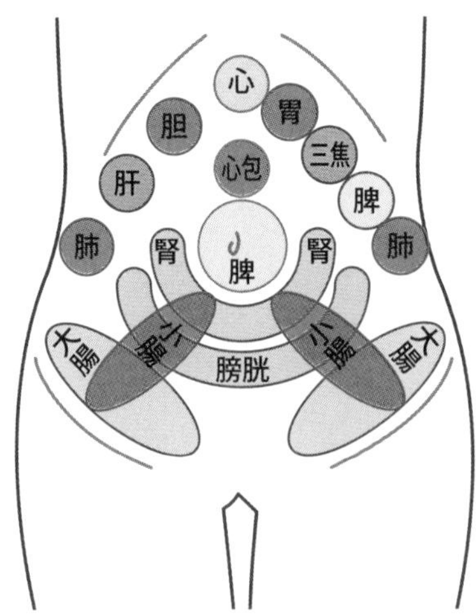

お腹の感情分布図

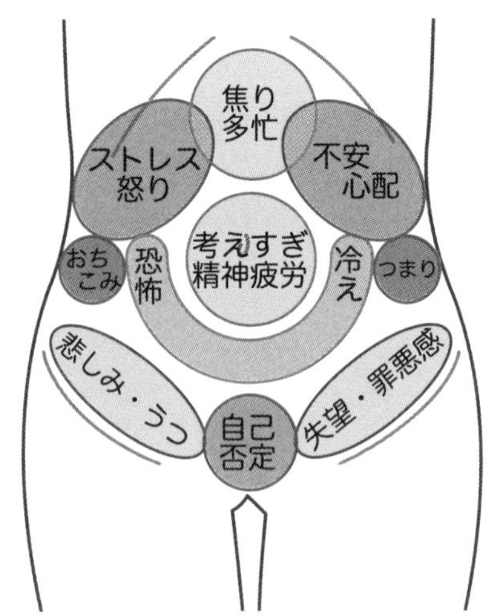

内臓の位置

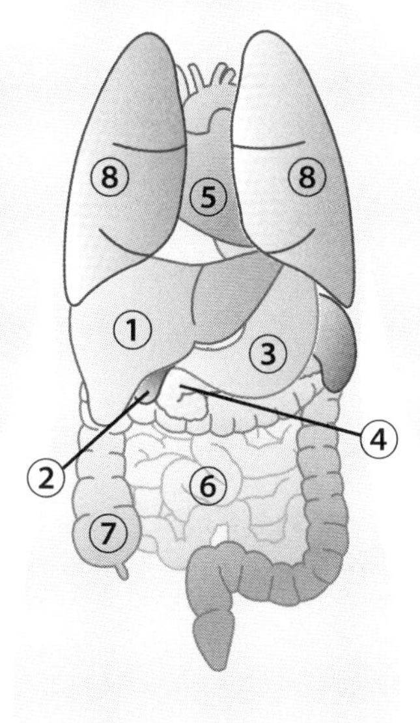

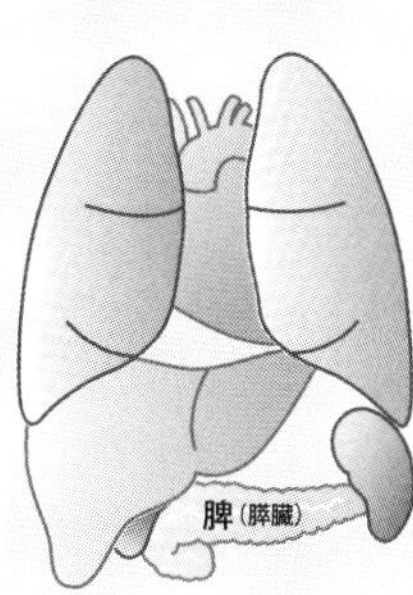

【脾（膵臓）】は【胃】の裏側に位置しています

①右の肋骨の内側…【肝臓】
②その下…【胆嚢】
③左の肋骨の内側…【胃】
④その裏側…【脾（膵臓）】
⑤左右の乳頭の真ん中…
【心臓】（大人の握りこぶし大）
⑥【小腸】
⑦【大腸】
⑧【肺】（横隔膜で動く）

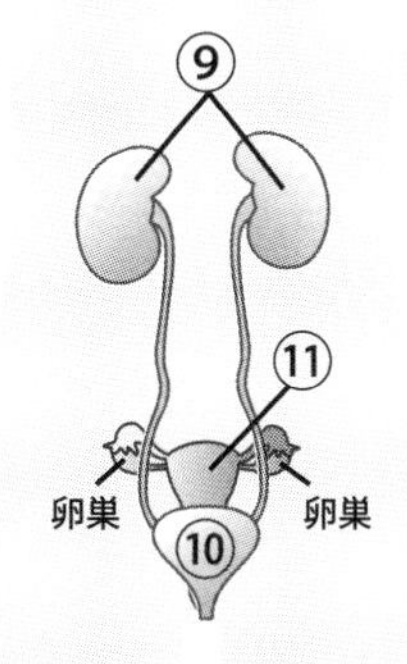

⑨【腎臓】…肘の高さ、背中側の左右
⑩【膀胱】…恥骨の真後ろ
⑪【子宮】…膀胱の下（男性の場合【前立腺】）

まず一つ目は、解剖学的な内臓を見る眼鏡です。チネイザンでは、今のクライアントの内臓の位置を確認し、本来あった場所に返してあげる、内臓の位置を元に戻す行程を行っていきます。これによって、内臓は息吹を取り戻したかのように、イキイキとまた活動を始めてくれるようになります。

そのため、内臓の位置を正確に把握し、クライアントのどこがずれているのか、歪みがあるのかを、入念にチェックしていきます。

「臓器を摘出した方に施術は可能か？」という質問をよくされますが、もちろん可能です。東洋医学では機能的臓器と捉えるので、その場所に流れている気を大切にします。摘出後は臓器同士の癒着などによって、その場所の血流が悪化したり老廃物が溜まりやすくなります。その点でも、その場所を本来のエネルギーの流れている場所と捉えて、より入念にマッサージしてあげることが必要なのです。

続いて、反射区を見る眼鏡です。反射区は足裏の反射区をイメージしていただくと理解が進みます。

いわゆる「足つぼマッサージ」などに行くと、「胃が悪いね、肝臓がお疲れだね」こんなことを言われた方も多いかと思います。足の裏には、実際の内臓はありませんが、反射区を押してゴリゴリしていたり、張っていたり、痛んだり、などからセラピストが判断をします。チネイザンの腹部の反射区も、同じような理解になります。

ここで注意したいのは、反射区とツボは違うということです。ツボは一点を指しますが、反射区はより広いエリアになります。クライアントのお腹の大きさや形状はもちろん一人ひとり違いますので、入念に反射区を確認していく必要があります。

三つ目は、感情を見る眼鏡です。ここで、内臓と感情の関係の話に移っていきたいと思います。

内臓に蓄積した感情、内臓が発する声

まず、先ほどの陰陽五行の五臓五腑についてご説明します。元々の古文書の記述をベースに、発展型で現代日本人の心理面を入れた解釈が下の表になります。

五臓と関わる感情

肝	ストレス、怒り、欲求不満、過度の疲れ
心	多忙感、焦燥感、〇〇し過ぎ、ストイック
脾	考え過ぎ、心配性、不安、悩み、精神疲労
肺	癒えていない悲しみ、失望感、孤独、精神的ショック
腎	生活に直結する不安や恐怖、目に見えない脅威
生殖器	自己否定感、女性（男性）らしさの否定、恋愛・夫婦関係の悩みやトラブル

五臓と関わる生活面

肝	目の使い過ぎ、スマホやパソコンの見過ぎ、首肩こり、過度の飲酒
心	更年期障害、睡眠障害、休みなく働いている
脾	人に甘えるのが苦手、手足が黄色い、持ち歩くバッグが常に重い、甘いものがやめられない
肺	感情を表に出しにくい、皮膚が弱い、呼吸が浅い傾向にある
腎	内臓が冷えている、腰が悪い、髪の毛が抜けやすい、白髪が増えた、骨がもろい
生殖器	恋愛下手、相手に上手く愛情が表現できない、恋愛面で孤独を感じている、自分を愛することが上手くできない

このような感情が内臓に蓄積していきます。なお、Yuki式チネイザンでは、生殖器を感情面ではあえて分けて考えます。

また、感情だけではなくて、それぞれの内臓に負担がかかっている方は、生活面では表に示したような特徴があります。ここも面白いので覚えていきましょう。

そのような面もお腹に出ます。私は毎日のようにクライアントの腹診をしていますが、そのたびに「先生は何でも見えて凄い！」「なんで言っていないのにわかるの？」「その辺の占い師より当たる！」などと驚かれます。

続いて、私が考案したチネイザン式・色彩心理学の考え方を紹介します。

弱っている内臓がどこなのかは、クライアントがよく使っている物、クライアントが着ている洋服の色などに表れます。

例えば、肝・胆が弱っている時は、「青や緑」をよく好んで使います。私の周りには看護師の生徒さんが意外と多いのですが、夜勤明けにカーキや緑っぽい洋服をよく着ているのを見かけます。そのことを伝えると、皆さん、瞬時に気づいて爆笑されることが多いです。「ああ〜、やっぱりストレスが溜まっていたのね！」と。

次に多いのが、経営者や自営業の方はよく「赤い色」を好んで使われます。赤のトップスなどを着ていたり、眼鏡のふちが赤だったり、ペンケース、手帳、スマホケースなどが赤い人は間違いなく「超多忙」でスケジュールぎちぎちの生活を送っていて、慢性的な睡眠不足の方が多いです。それも指摘すると、皆さん笑われます。赤は心・小腸に対応する色です。

続いて、何かに悩んでいたり、食欲不振であったりする時は「黄色」を選ぶ傾向にあります。私は講座の時に生徒さんにタオルを持ってきてもらっているのですが、黄色のタオルを持ってきている方には、「胃が弱ってるね〜。何か心労があったかな？」と聞くと、息せき切って話しだします。気持ちを聞いてほしかったのですよね。ちなみに、胃弱の方は話し出すと止まらない傾向にあります。黄色は脾・胃に対応する色になります。

続いて、「白い」Tシャツやニットなど、白の洋服を好む方もよく講座に来られるのですが、こういう方は決まって、呼吸が浅い傾向にあります。白は肺・大腸に対応する色で、肺、つまり呼吸の機能が浅い方は肺を無意識的に広げてくれる色、つまり白を選ぶ傾向にあるのです。こ

五行色体表

五行 万物が持つ要素	**木**	**火**	**土**	**金**	**水**
五臓 内臓の働きを分類	肝	心	脾	肺	腎
五腑 飲食物が通過する内臓	胆	小腸	胃	大腸	膀胱
五主 五臓が養う身体の部位	筋腱	血脈	肌肉	皮膚	骨、骨髄
五根 感覚器官	目	舌	口	鼻	耳
五色 五臓が変調した時の肌色	青	赤	黄	白	黒
五志（情） 五臓に影響を与える感情	怒	喜※	思	悲	恐

※Yuki式チネイザン独自の解釈

れは大腸にも当てはまります。無意識的に心のどこかで孤独感や寂しさ、失望感を持っている人は便秘になりやすく、そういう方は自然と白を選ぶ傾向にあります。「この方はいつも白ばかり着ているな」と思ったら、施術の時に深いところの感情について触れてみてあげてくださいね。

最後に、腎・膀胱・生殖器が弱っている方は、百発百中と言っていいほど、「黒」を好んで着られます。全身黒！という一瞬かっこよいスタイリングなのですが、実は腎の弱さを表現しているのですよね。とても言いにくい話ですが、なかなか赤ちゃんが授からず、不妊治療をされている方や、子宮筋腫や卵巣嚢腫など、子宮系のトラブルをお持ちの方が黒を着ているケースがとても多いのです。

色を見て、クライアントが言う前に相談事も手に取るようにわかるのが、この色彩心理学の使い勝手の良さです。

では次に、内臓が発する声を聴いてみましょう。ここでいう声とは「メッセージ」のことです。私たちはクライアントのお腹から何を受け取れば良いのでしょうか。答えは明白です。感情分布図の声を、クライアントに届けてあげればよいのです。

例えば、長年便秘が治らず、困ってこられたクライアントには、大腸に触れながら「本当は寂しさを抱えていたのですね」と。

肩こりがひどく、身体がガチガチに緊張していたクライアントには、「とってもストレスが溜まっていましたね」と。

私はカウンセリングの手法をチネイザンに応用していますが、カウンセリングでは「言えると癒える」という言葉があります。クライアントのお腹に抱え込んでいた感情を言葉にして表現してあげることで、その感情まるごと癒えていくのです。

企業勤めをしていた時、会社内のモチベーションを上げる業務担当をしていたことがあります。その時にカウンセラーの学校に通って、来る日も来る日もカウンセリング実習をしていた時のことでした。皆の前で、自分の悩みや問題を話す時、カウンセラーがその言葉を受け止めて発してくれた時、涙が流れる経験がありました。

話すとスッキリするのは、「話す＝離す、放す」、そう、自分からその感情をリリースできるからなのです。その現象をカウンセリングでは、「カタルシス効果」と呼んでいます。

次は、チネイザンに加えていきたいカウンセリングの手法についてご紹介します。

チネイザンセラピストに必要なカウンセリング能力とやり方

チネイザンは、他のマッサージや施術とは大きく異なる点が一つあります。それは､チネイザンセラピストは､セラピストでありカウンセラーでもあるということです。チネイザンは、体だけではなく心をもほぐすことができる施術だからです。

クライアントの体調を聞き、お腹に触れながら、クライアント自身が気づいていない「未消化の感情」までもを見ていくのがチネイザンなのです。

他の施術は、クライアントの体調を聞き、身体をほぐすことをメインとしていますが、私たちは、同時に「心をほぐす」ことをしていけるのです。そして体に出ているあらゆる不調のほとんどが「ココロ由来」、そう「精神的・メンタル」に関連するものの発症だからです。

私たちは、外側の体だけを癒やそうとするのではなく、心の不調までも癒やし、クライアントを、根本的に健康で元気な体に導いていくお手伝いをしていきます。

この時、セラピストに求められる姿勢は、「傾聴」と「アドバイザー」の二つの要素です。

まずは、お腹に手を当てて、冷えて硬くなっているところや、違和感や停滞感を感じる部分をクライアントに伝え、そこに蓄積している感情を伝えます。すると、クライアントの方が思い当たる現象や原因を答えてくれるようになります。

この時、もちろん原因がわからない場合もあります。しかし、クライアントは施術が終わった後も、そのことについて考え、日常生活の中で答えに気づくことがあります。チネイザンは施術後も、このように施術の効果が続く特徴があります。

内在的な気づきが起きた瞬間から、クライアントの体調が劇的に良くなるのはよくあることです。私も、不妊治療をしていた方が赤ちゃんを授かったり、乳がん治療後の方が劇的に体調がよくなって仕事に復帰できたりと、奇跡的な現象を目の当たりにしてきました。

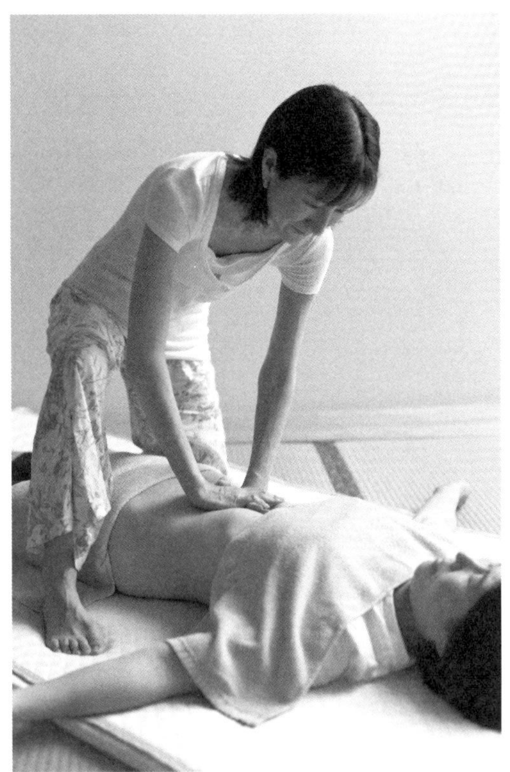

仰向けのクライアントと対面してお話ができる。

また話をカウンセリングに戻しますが、クライアントが話してくれる一言一言を、しっかりと受け止めてあげる姿勢が大切になります。チネイザンの場合はクライアントが背面になることがないので、仰向けでゆっくりとセラピストに話せる時間が多いのも特徴です。

例えば、クライアントが自分とは相いれない価値観のもとで悩んでいた場合、セラピスト側は「受け入れる」必要はないのです。必要なのは、「そんなことがあって大変でしたね。お辛かったのが身体に出ていますよ」と、事実を鏡のように反射してお返事してあげることです。

チネイザンの際のカウンセリングの手法を箇条書きにまとめますので、実践の時に合わせて行ってみてください。

①クライアントの主訴（体調不良）や生活習慣、家族構成などを予め確認しておく。
②腹部の反射区＆感情分布図のもと、クライアントの感情をチェック。
③チェックした部分に対応する感情を、クライアントに伝えていく。
④思い当たる点があれば、お話ししてもらい、その後に施術に入る（施術の間も、随時会話は続けて大丈夫）。

このやり方をしていただくのには、理由があります。一番大きな理由は、「セラピストに対する信頼感の醸成」です。これによって、「自分のことをわかってくれる」「安心できる」セラピストに、皆さんが変わっていくのです。

一度築いた信頼は、そう簡単に崩れるものではありません。クライアントの感情に寄り添える、そんなセラピストを目指してチネイザンを深めていってくださいね。

手技だけに頼らない、聞く力も必要なチネイザン

　このように、クライアントの心のとても深いところに入っていく施術なのです。そのため、聞かれたことに答える力も大切ですが、「知識」を振りかざす必要はなく、「感情」や「心の声」を大切にして答えるように心がけてみてください。

　施術もカウンセリングも、やればやるほど上手になります。最初からパーフェクトにできる人はいません。「何事も実践！」で、目の前にいるクライアントさんを大切に、手技だけに頼らず、チネイザンの施術中は色々な会話の問答を楽しみながら対応していかれることを祈ります。

　では、これから実際のチネイザンの手技に移っていきますので、本をめくりながら一つ一つ手を動かして、内臓の声を聴けるプロに成長していきましょう！

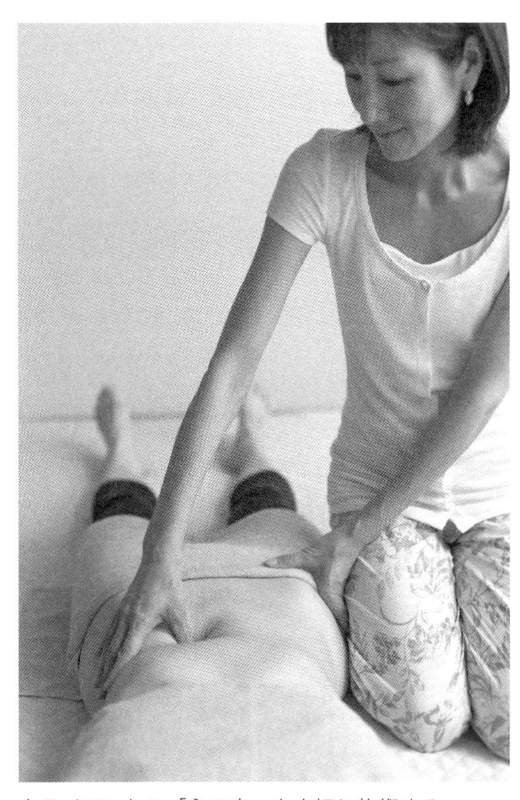

クライアントの「心の声」を大切に施術する。

Part 2 準備編

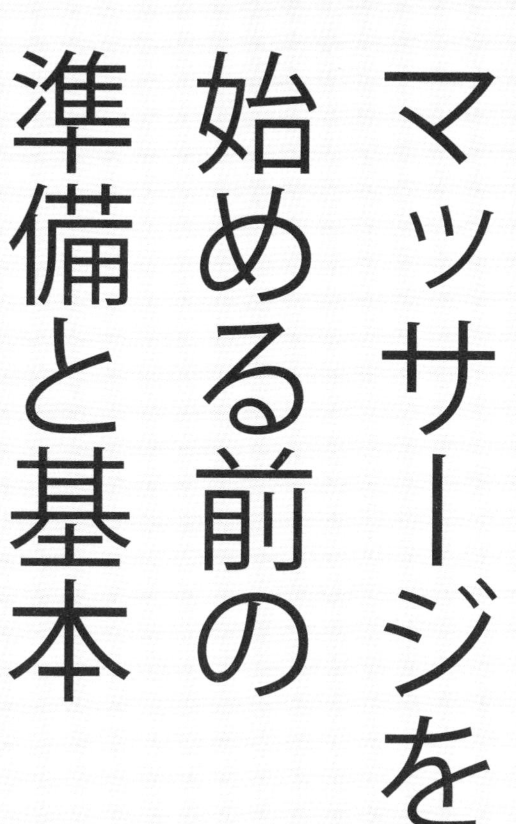

マッサージを始める前の準備と基本

セラピスト自身と施術空間の準備

いよいよチネイザンの施術を始める前に、より効果を上げる準備をしましょう。

自分の感情、つまり自分自身と向き合うためには、一人になれる静かな環境が必要です。また、直接肌に触れるため、お湯に両手を浸ける「手浴」を事前に行いましょう。

手指のすべりを良くし、香りにより癒やし効果のあるアロマオイルの用意、日中は太陽の光、暗くなってからは間接照明など明かりの演出、リラックスできる好きな音楽のご用意も忘れずに。

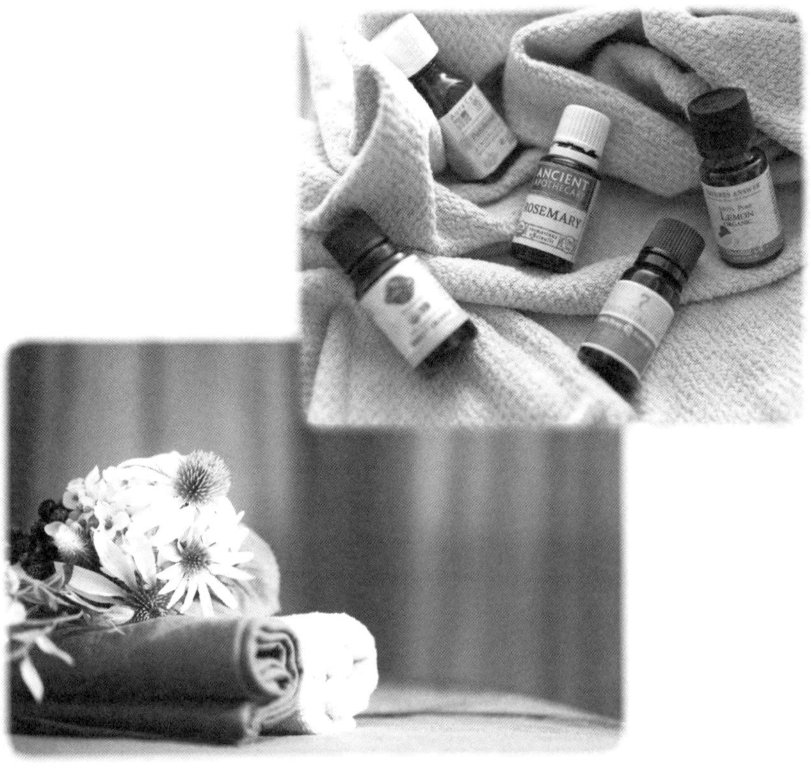

 コンサルテーション

施術の前にコンサルテーションを行います。コンサルテーションにはたっぷりと時間を取って、日頃からクライアントが抱え込んでいる心身の不調を、細部まで聞き取れるようにしましょう。

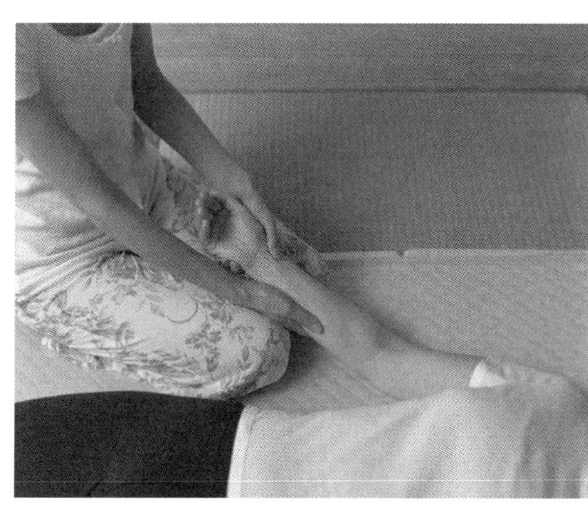

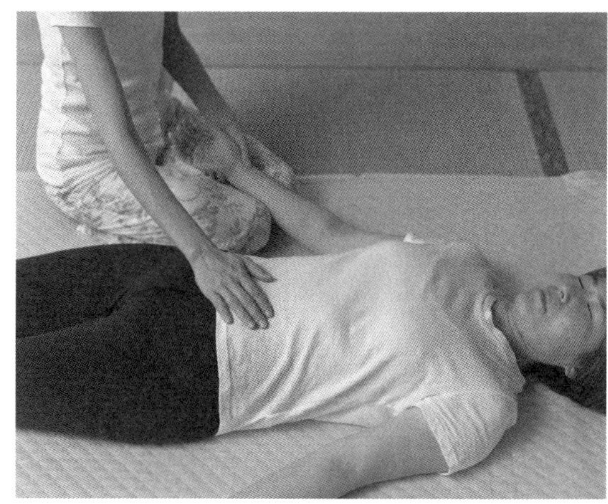

①施術の説明（チネイザンとは？　どんな施術をするの？　等）。

②クライアントの体調確認（生活習慣、今日の体調、主訴、既病歴、服用している薬、など）。

施術が受けられない患者：
- 手術後、6カ月を経過していない人
- 風邪、発熱などの症状がある人
- 生理中の人
- 著しく血圧が高い人
- 妊婦　…等

③A—1：身体のチェック（脈診）。脈拍を確認する。1分間の脈拍数の平均値は50～90が目安。

A―2：身体のチェック（足の長さのズレや骨盤の高さ等）。かかと、くるぶし、膝の位置、左右差も確認する。

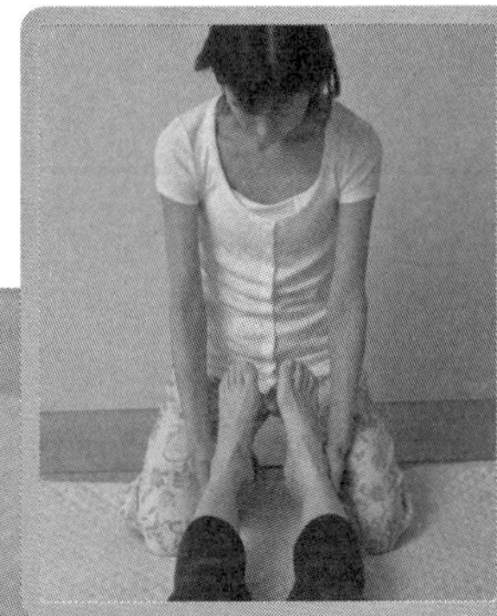

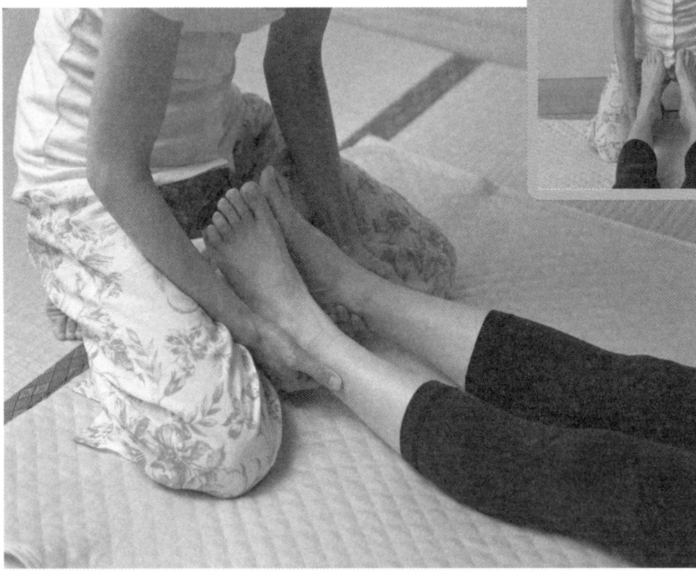

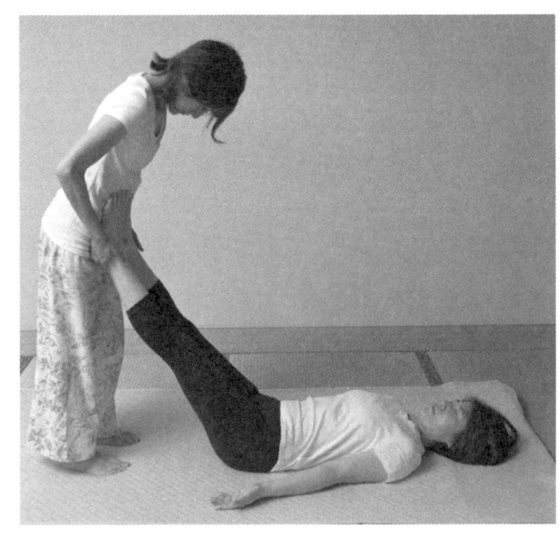

足を持ち上げて、骨盤の位置を見る。

Ｂ：膝を折り曲げて、股関節の柔軟性を調べる。呼吸に合わせて行う。吸う時に引いて、吐く時にお腹側に圧をかける。

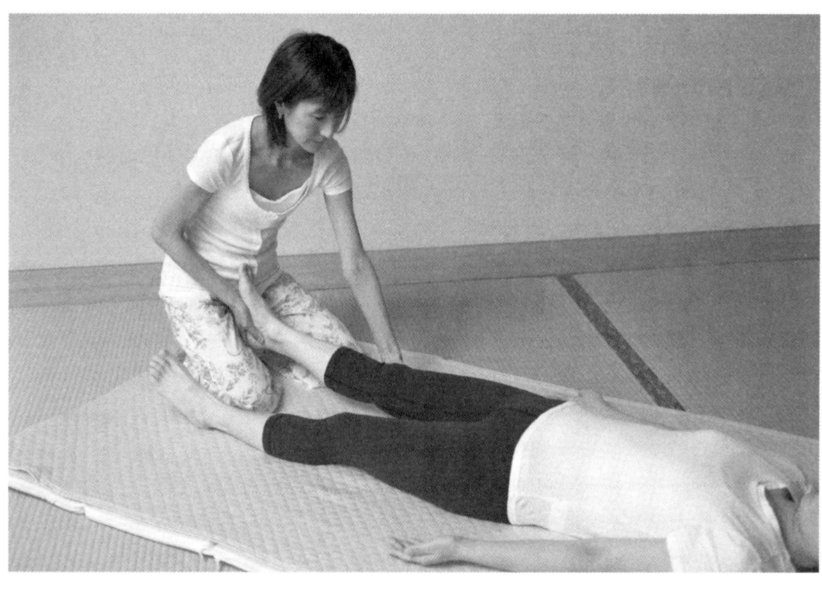

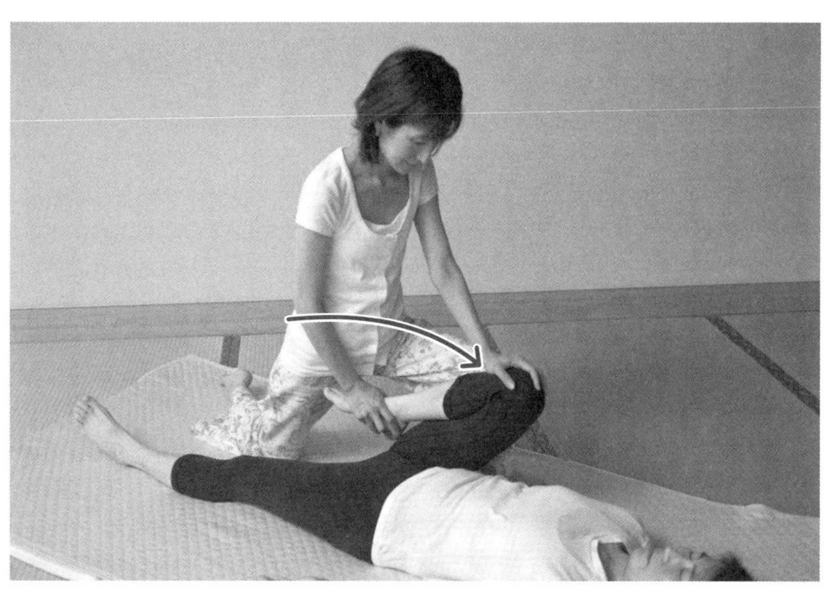

C：脚を４の字に折り曲げて、股関節を開くように両手で圧をかける。

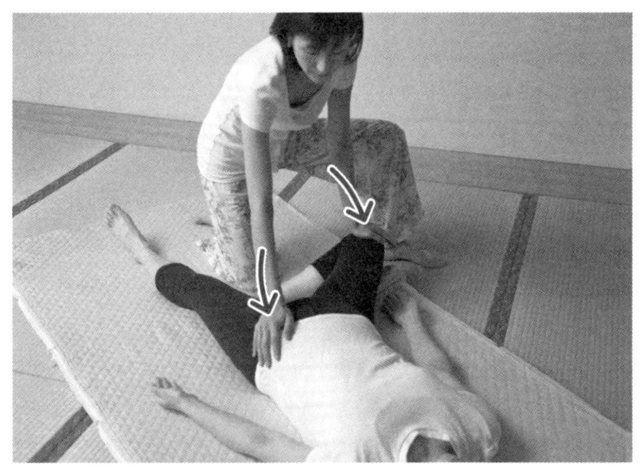

そして、腸骨にかけていた手を膝の位置に動かし、膝から腸骨へ、手の平全体で左右交互に圧をかけていく。
※真下ではなく、斜め下 45 度に圧をかけるように。

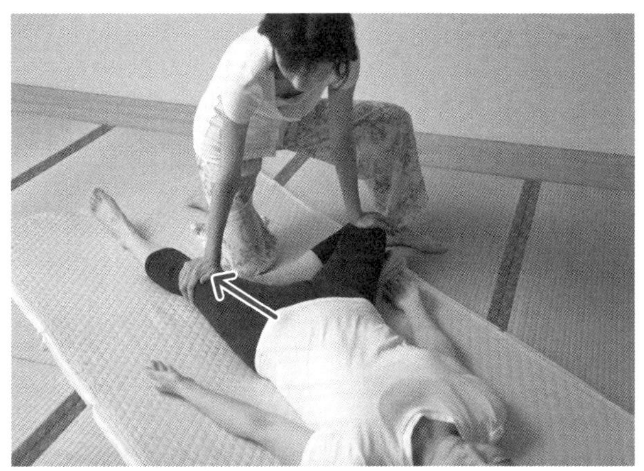

圧はソフトにかける。そのまま太ももをほぐしてきた道を帰る。終わったら足を左右入れ替えて行う。

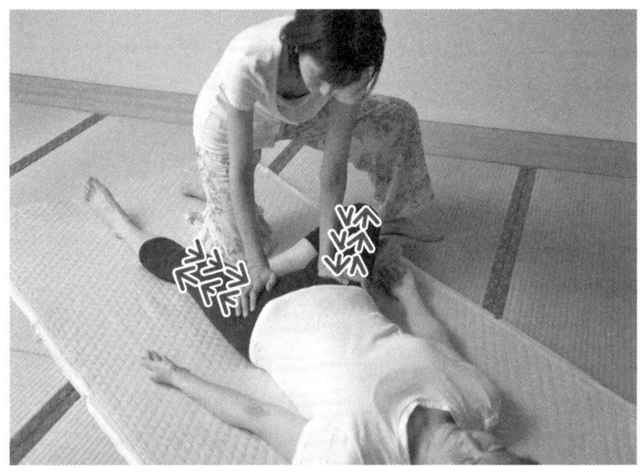

2 足先から股関節まで柔軟性に応じたマッサージ

つま先、足の甲、足首をストレッチしてほぐします。足裏には内臓の反射区がたくさんあるので、よく揉みほぐします。

ふくらはぎが「第二の心臓」と呼ばれているのは、筋肉が血管を収縮させることで下半身の末端からの血液を心臓に送り込んでいるから。よくケアをすることで血行を良くして代謝を上げ、内臓を整えてくれます。

股関節の内側、足の付け根辺りは、鼠径リンパや太い血管など代謝に影響を及ぼす器官があります。女性はデスクワークや運動不足、加齢などで股関節が硬くなりやすいので、柔らかくほぐしてあげることが大切です。

①足裏のマッサージを施す。足裏には内臓の反射区がたくさんあるので、よく揉みほぐす。

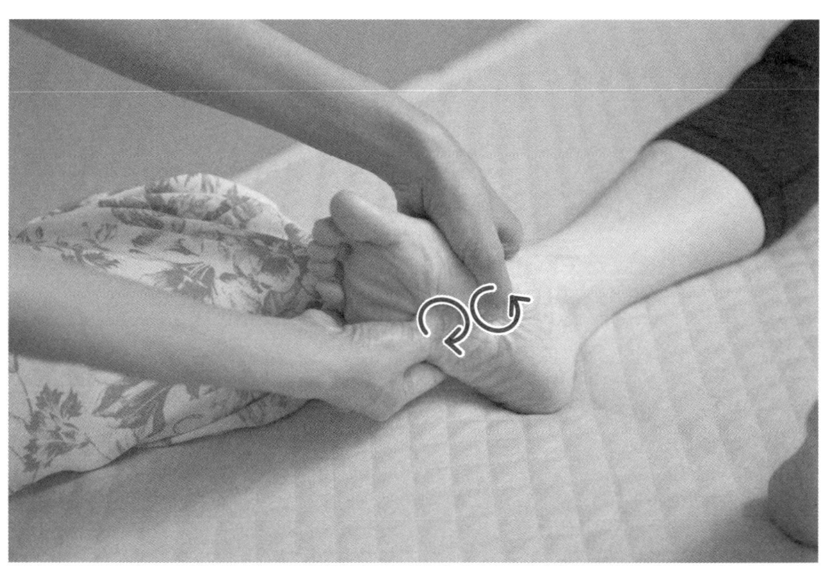

続いて、つま先をストレッチしてほぐす。

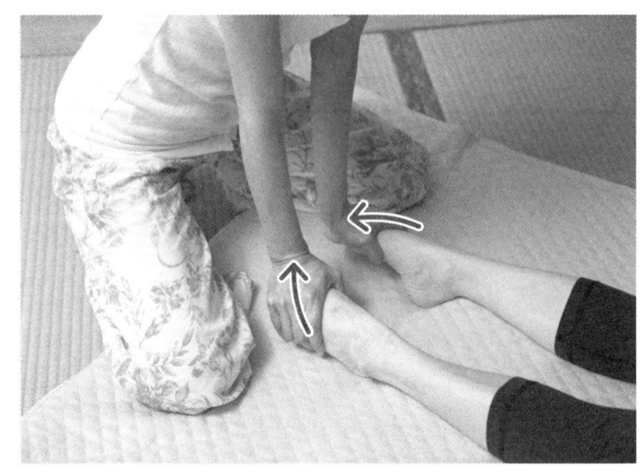

足の甲のストレッチ。

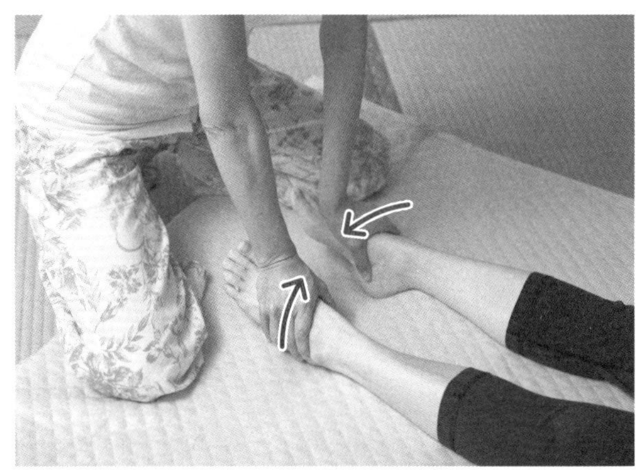

足首のストレッチ。

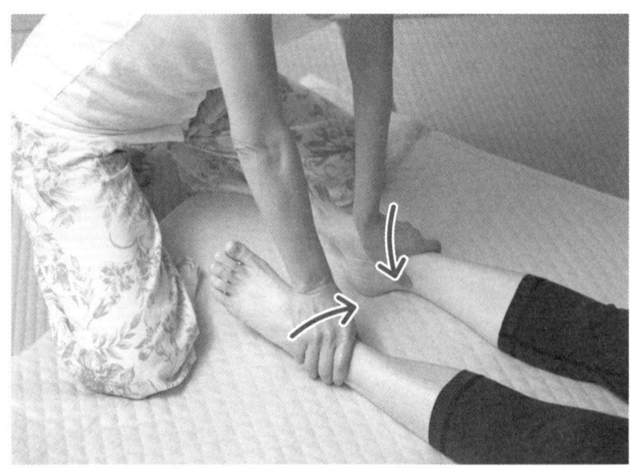

②足首からPW（パームウォーキング）で圧をかける。

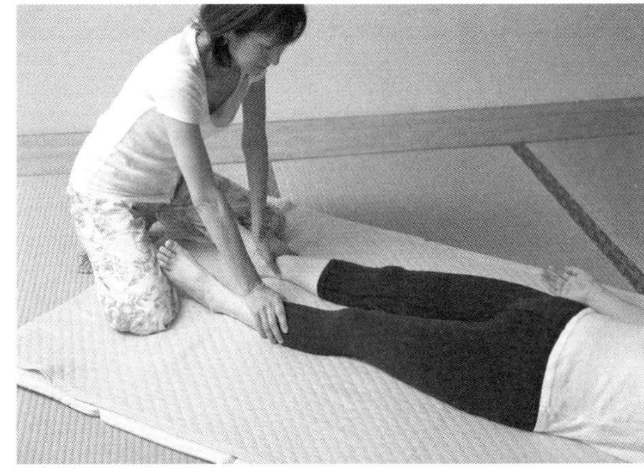

左右交互に太ももの付け根まで進んでいく。

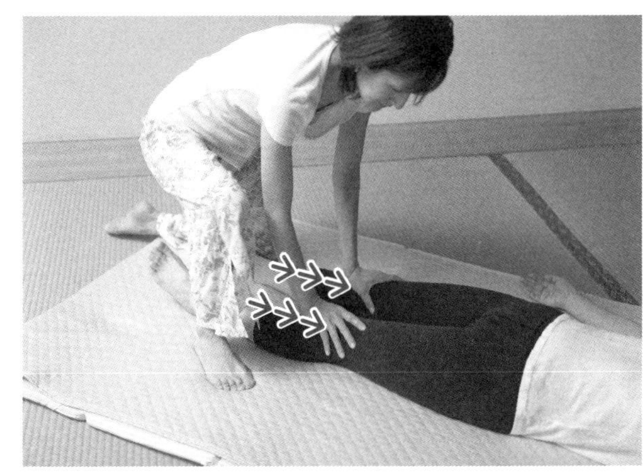

鼠径部で血止めをする(10秒くらい圧迫)。その後リリースして、また来た道を戻る。

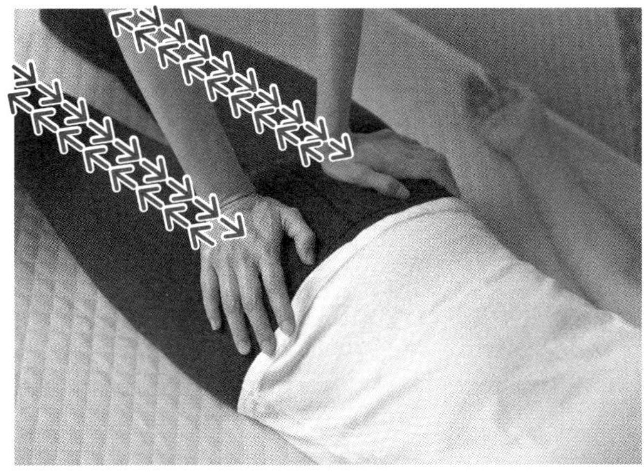

3 タオルワーク〜おへそ・感情・ガスのチェック

フェイスタオルを２枚用意し、クライアントの肋骨と腸骨がしっかりと見えるようにタオルを上下にセットします。

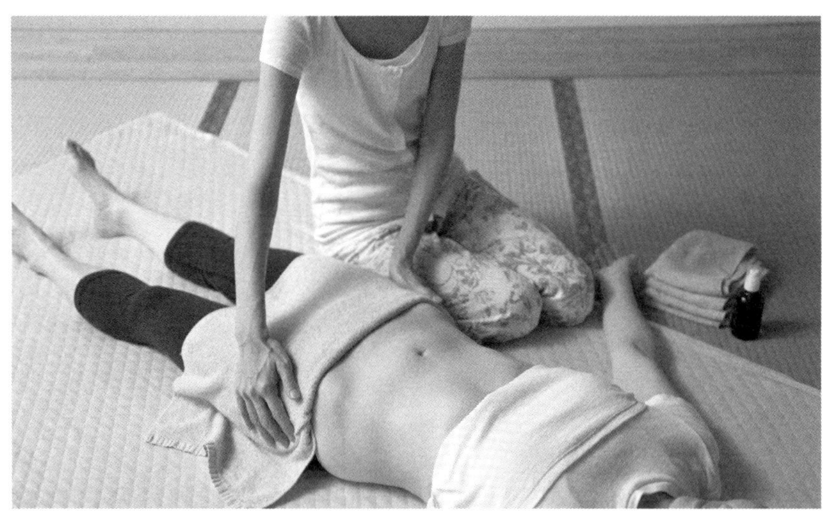

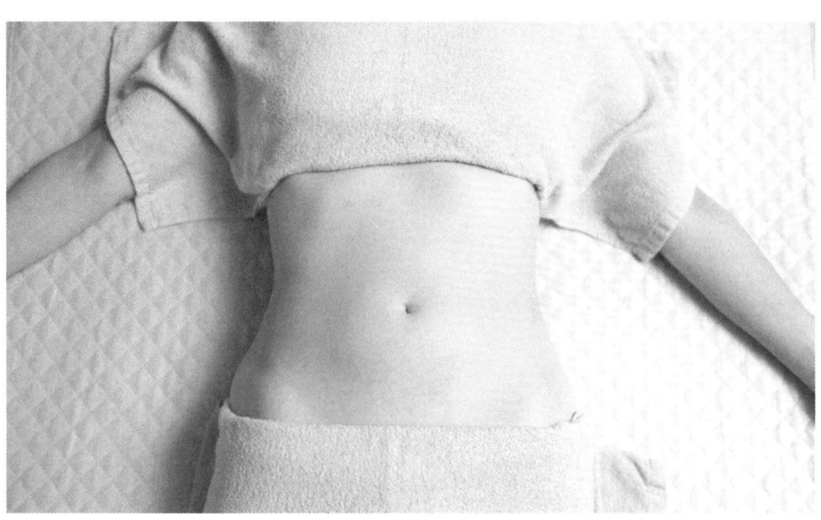

いよいよ、腹部への施術の始まりです。優しい手の平のタッチで、負の感情が蓄積している箇所を探り、クライアントに伝えてあげましょう。

腹部の滞り、温度、そしてガスの有無などを丁寧に調べ、施術でどこを中心にアプローチするのかを伝えてあげられると、さらに良いでしょう。

お腹の反射区の確認順序

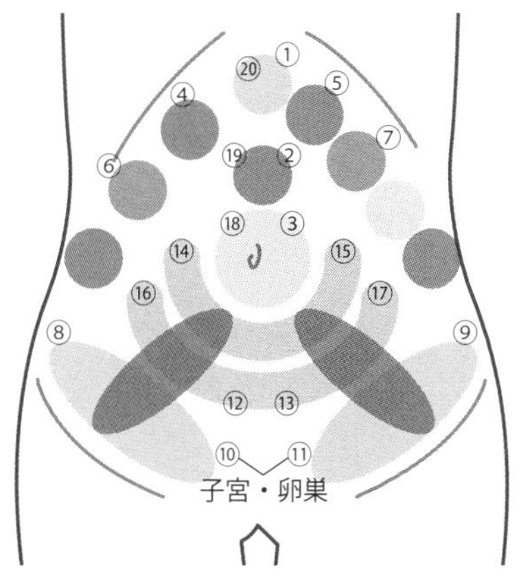

お腹をホームベース型に見立てて、まずは心の反射区に両手を重ねて置く。

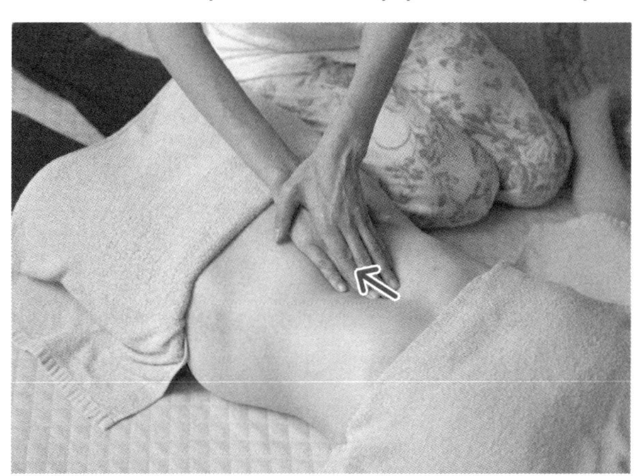

続いて片手ずつ、猫がお腹を歩くように(キャットウォークの手法)、上図の番号順に反射区の上をタッチしていく。

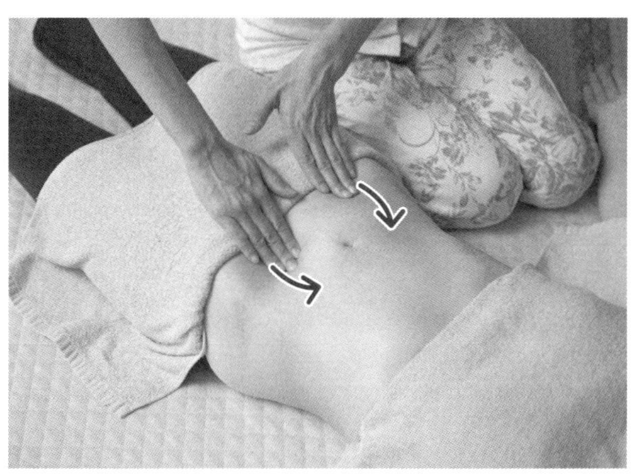

ガス溜まりのチェック。左手を腹部に密着させて、右手は鍵手を作り、左手の四指の第一関節と第二関節の間をポンポンと鳴らすように叩く。硬いところや痛む箇所について、クライアントに説明しよう。

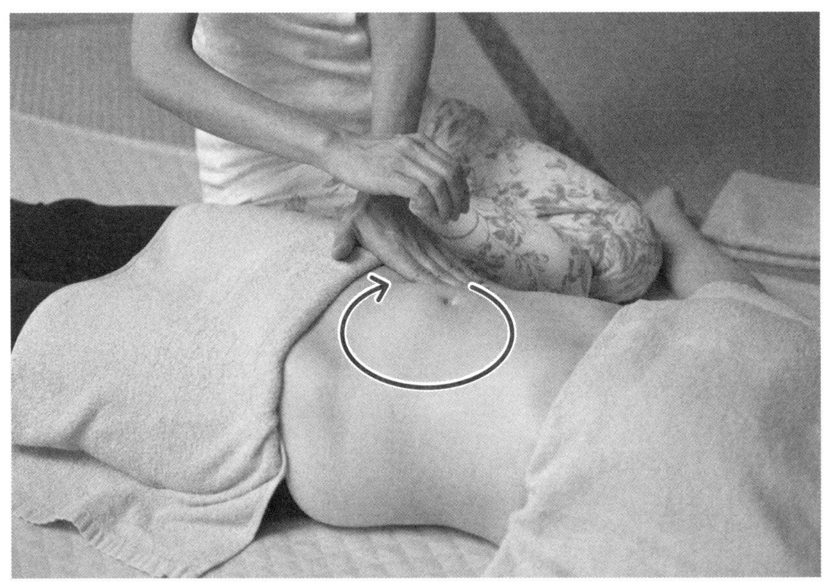

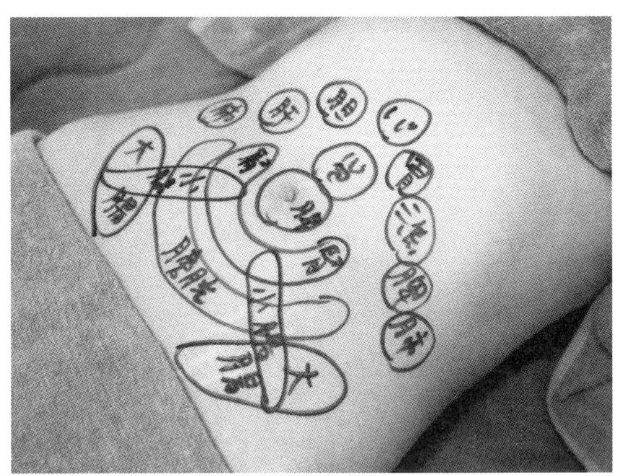

お腹の反射区（22 頁図と同様）。

Part 3 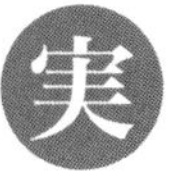 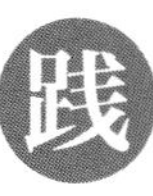 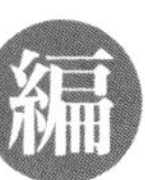

チネイザンの基本のキ

（固い畑を耕す）

1 腹部のリラックス（風の流れ、クライアントとの信頼関係をつくる）

腹部に停滞している気に流れを作る手技です。また、腹部に温度差があるクライアントには、この手技を多めにやることで、温度差が緩和されます。

優しく柔らかく揺することで澱んだ気を巡らせ、循環の良い身体に変わっていきます。

両手を腰に当てて、お腹を揺する（両手とも前方の位置）。お腹だけではなく、頭の先から足の先までが揺れるように。

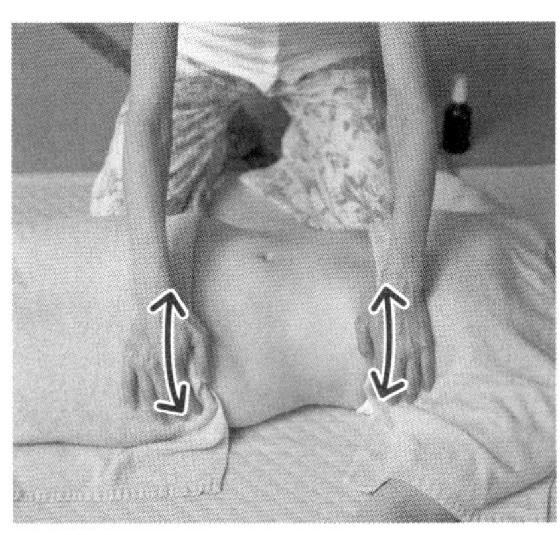

手の位置を変えて同様に揺する。手の位置の順序は、両手とも前方→左手だけ手前→両手とも手前→左手だけ前方→両手とも前方（左右どちらの手からでも可）。

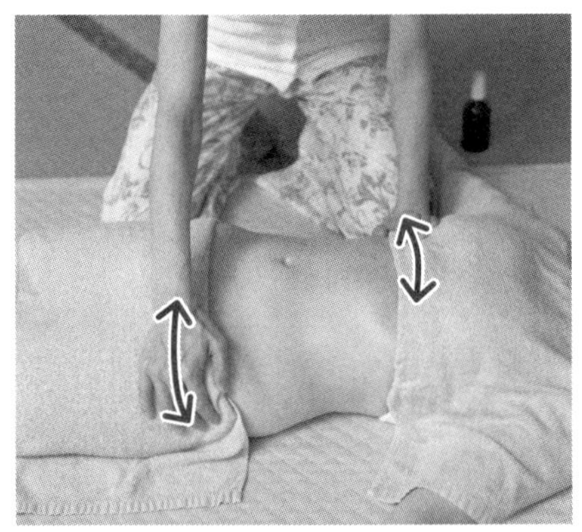

両手とも手前の位置では、このように。
最後は、元の位置（両手とも前方）に戻る。

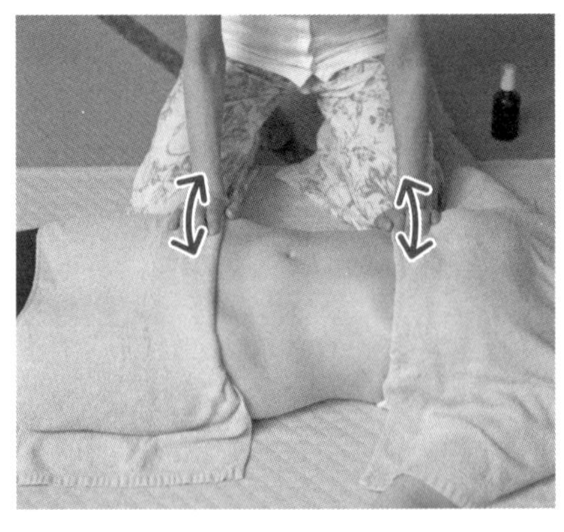

2 オイル塗布

ここからが、本格的なチネイザンの始まりです。腹部にオイルを染み込ませることで、より流れをスムーズにしていきます。

ここでは一定のリズムで、クライアントに安心とリラックスを感じてもらえるようにします。

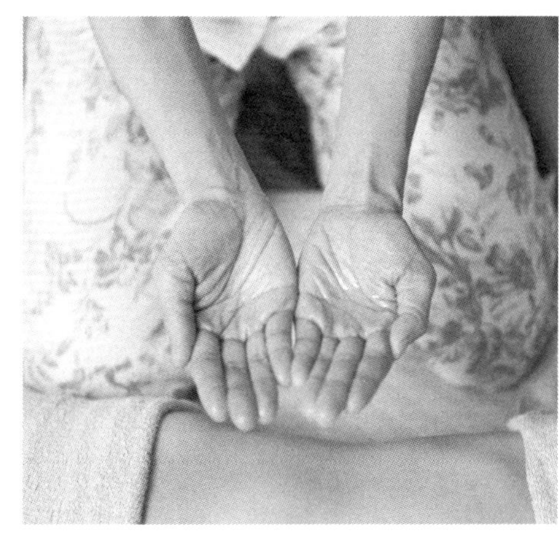

①時計回りにマッサージして、オイルをなじませる。四指の根元までしっかりと使う。

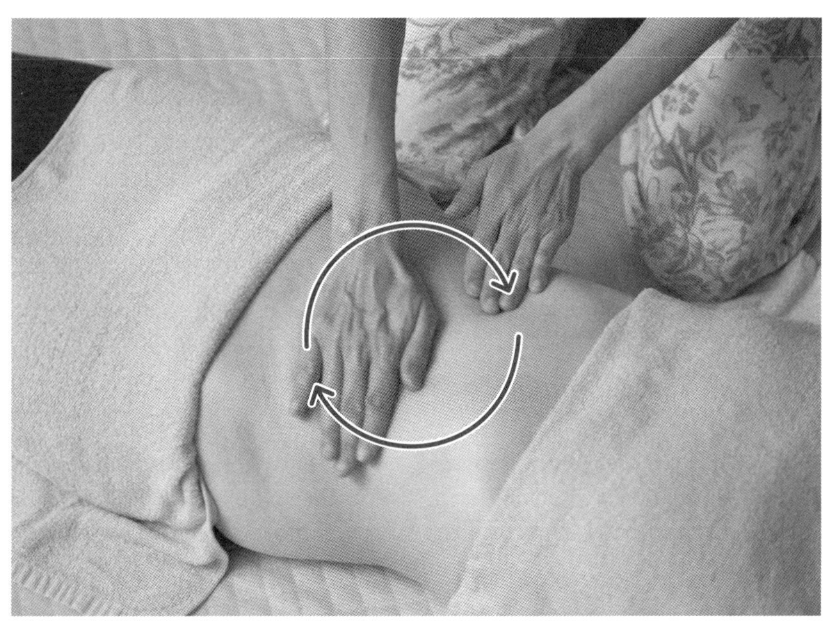

②おへそとお腹の端を結ぶように、花びらを描くように四指でサークルを描いていく（×2周）。

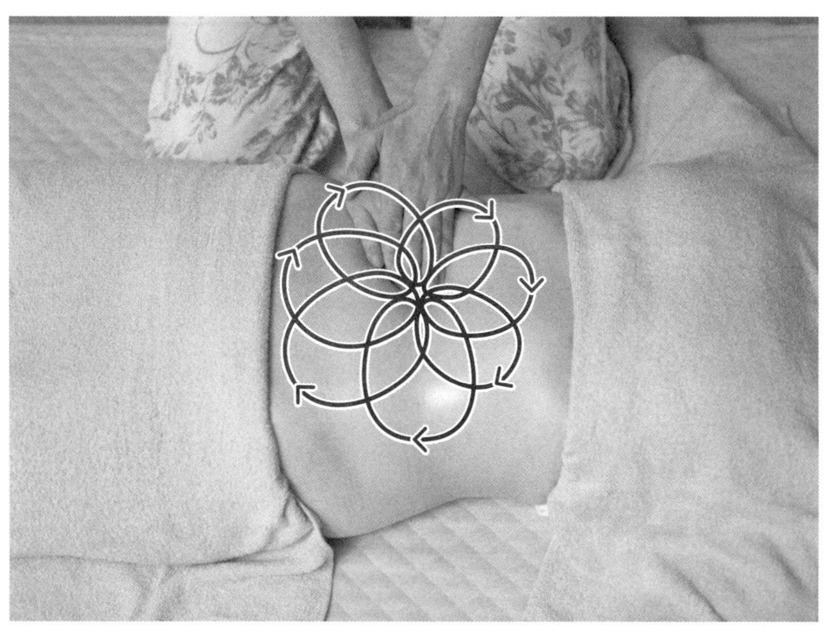

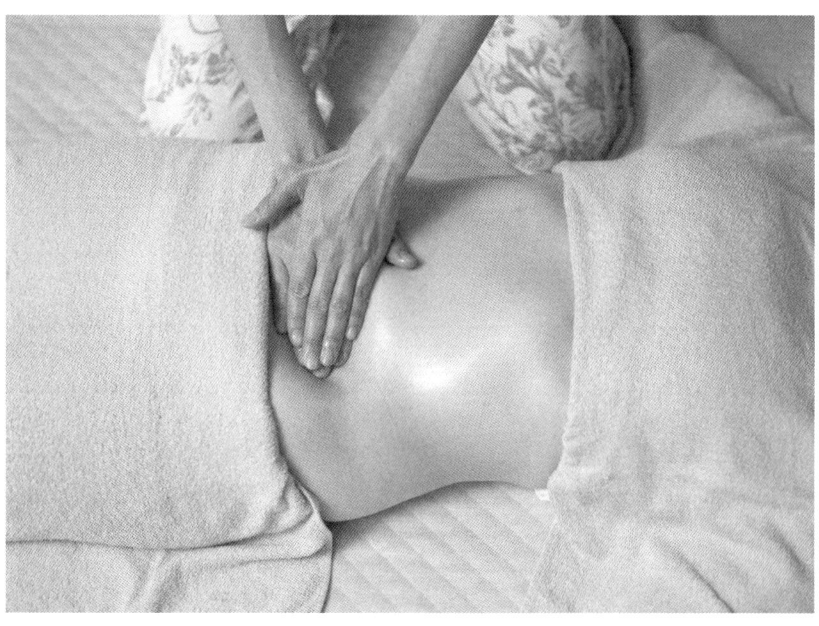

3 小腸をほぐす

チネイザンの施術において、小腸はとても大切な場所です。それゆえにこの手技は「小腸への旅」とも呼んでいます。

日々ストレスを抱え込んだ小腸は硬くなりがち。セラピストの手の平でゆっくりと、硬くてねじれた部位をほぐしていきます。お腹の上が波打つようなイメージです。

手の平を広げた範囲が小腸の位置なので、両手を交互に重ねて、その位置からずらさないように、手の平を微細に動かす。手根で押し上げて、指で戻るようなイメージ（×3～5回）。

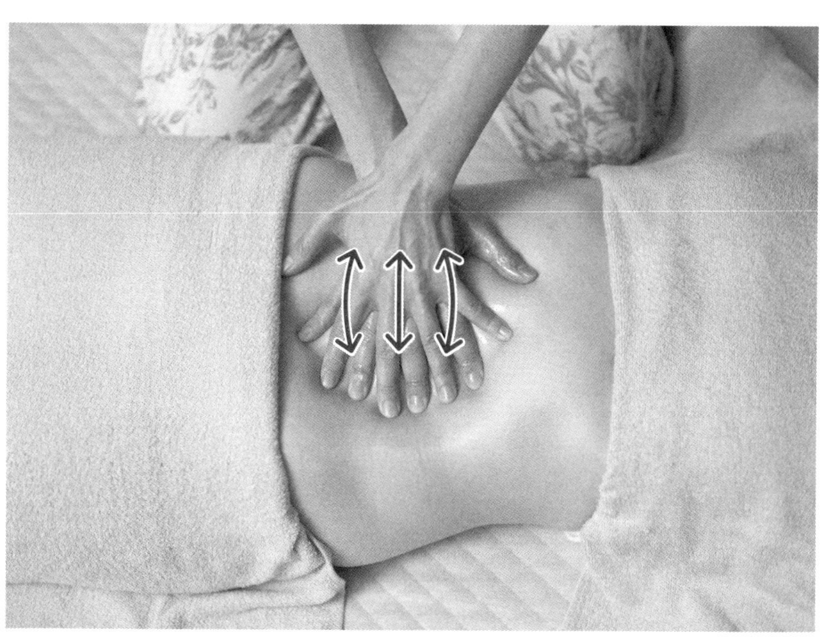

4 内臓のニーディング（内側と外側）

腹部への深い刺激に入る前に、さらに内臓をほぐしておきます。これらの手技によって、これからの施術により深い効果をもたらしてくれます。

腹部に脂肪や老廃物が溜まっているクライアントは、この施術で見違えるほどスッキリとした身体に変わっていきます。

両手の平で、内臓を中心に集める。おへその周辺に内臓が集まるように。自分の身体と連動させる。

①内周のテクニーク。脇腹のお肉や老廃物を中心に集めるようにして、中央に集めたら、また反対も交互に行う（×2～3回）。

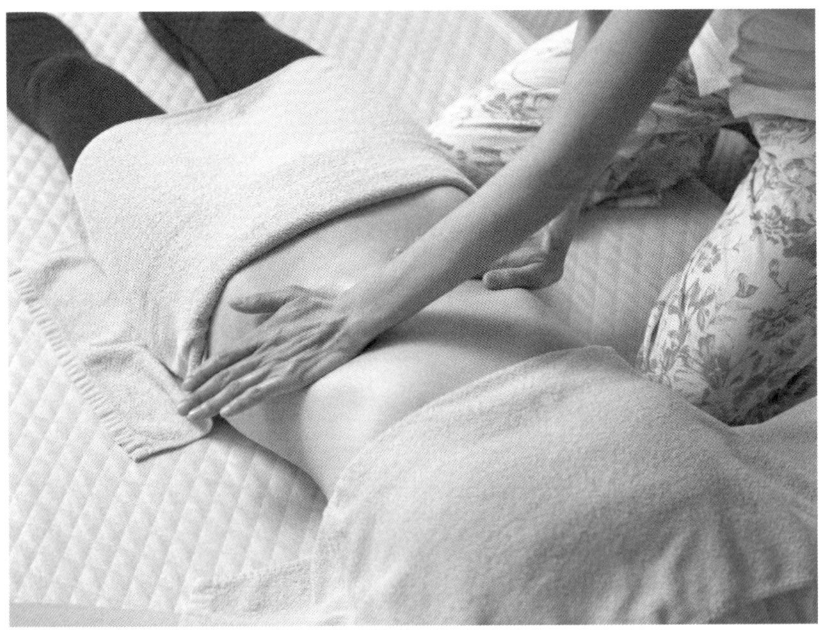

両端からしっかりと持ち上げて集めていく。

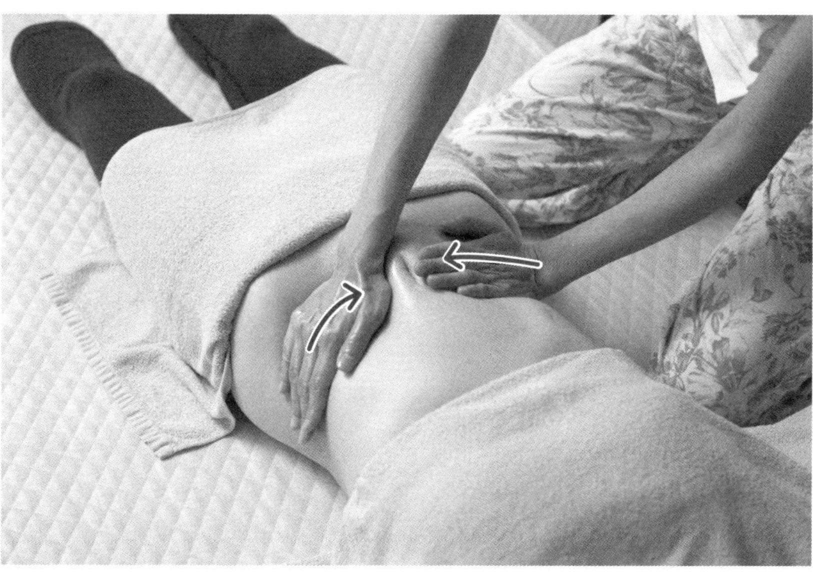

中央に集めたら進行方向にリリースし、反対の手で交互に行う。

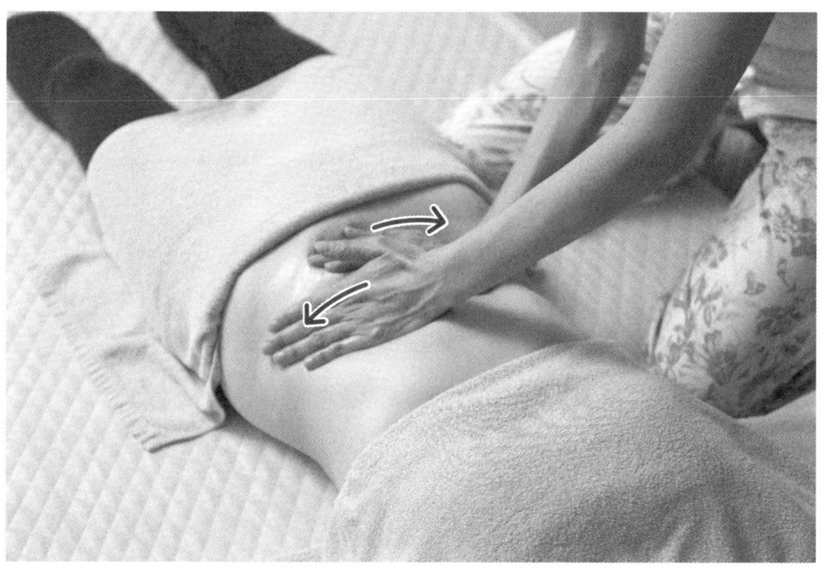

②外周のテクニーク。脇腹に落ちた内臓を引き上げ、際に溜まった老廃物を流す手法。図の手順で手を動かす。お腹の中心への「行き」だけは手根で、それ以外は四指で行う。

ニーディングの手順

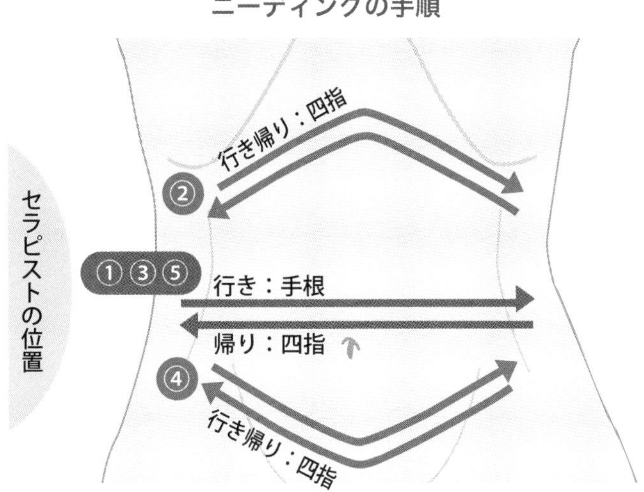

脇腹の際のほうから上に持ち上げ、引き上げる時も脇腹の下から引き上げる。

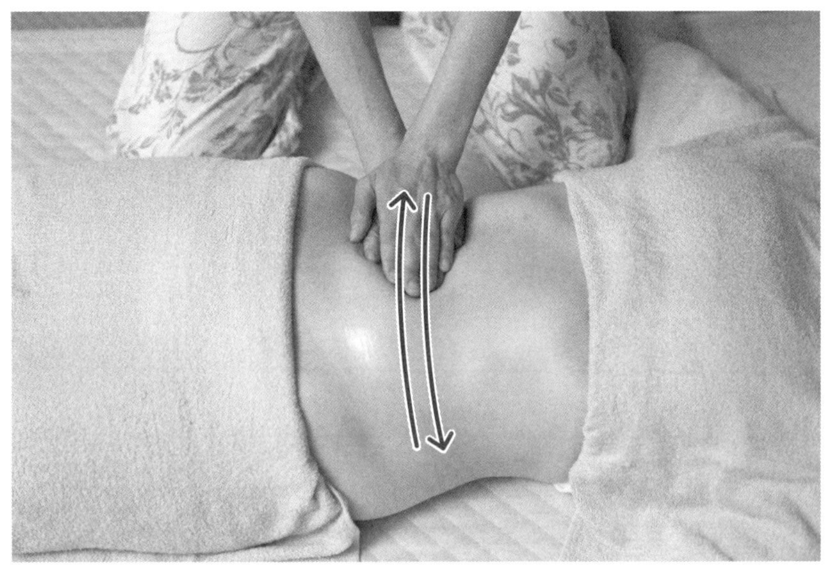

肋骨の際に溜まった老廃物を流すと共に、硬くなった横隔膜をほぐす。

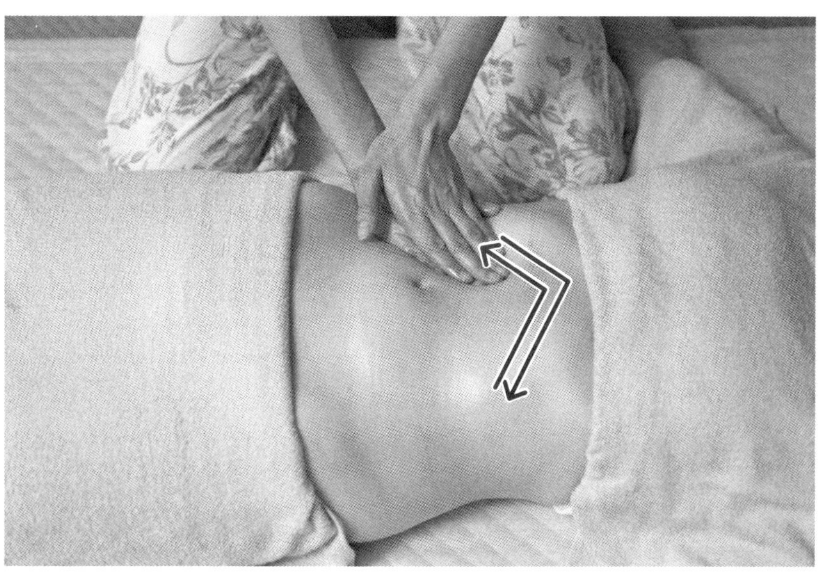

骨盤内部の癒着をはがし、下垂した内臓の際の老廃物を流す。

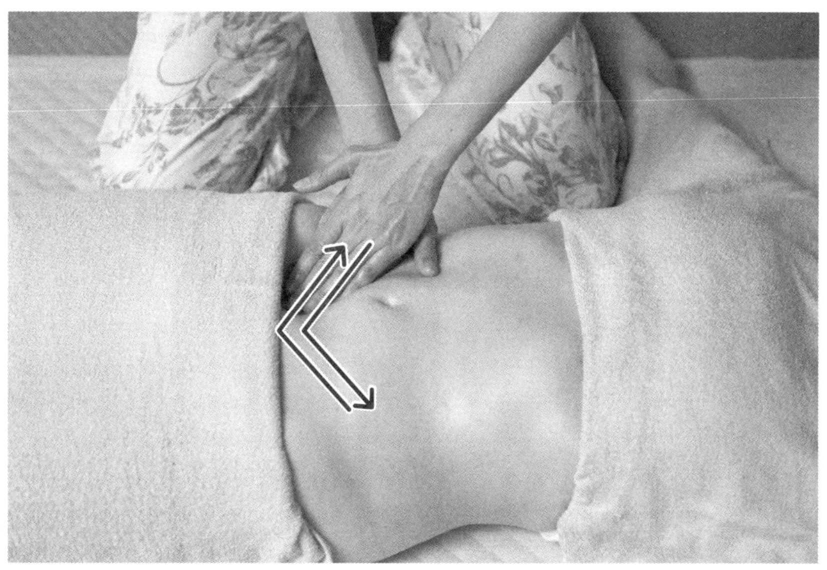

5 小腸、大腸の引き上げ

小腸は十二指腸から始まり、空腸、回腸とつながる全長6～7メートルもある臓器です。栄養吸収の要でありながら、心と深くつながっていて感情の影響を受けやすい部分。

丁寧にほぐすことで、心に溜まったモヤモヤをほどき、クライアントの心と身体をリラックスに導いていきます。

①小腸の引き上げ。肋骨と腸骨の際に手を入れる。

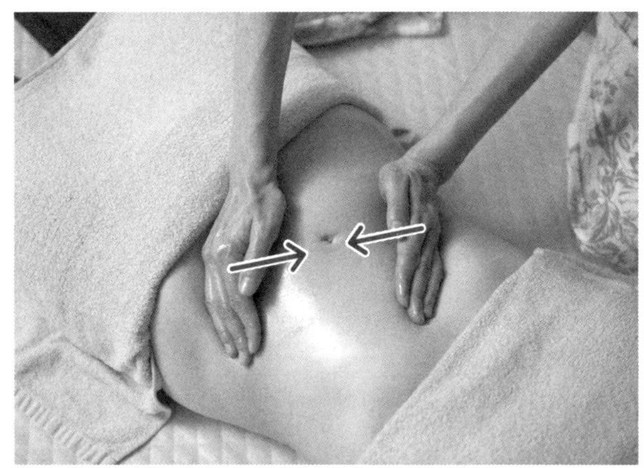

横からおへそに向かって対角線に引き上げるように。両側を行う（×2回）。

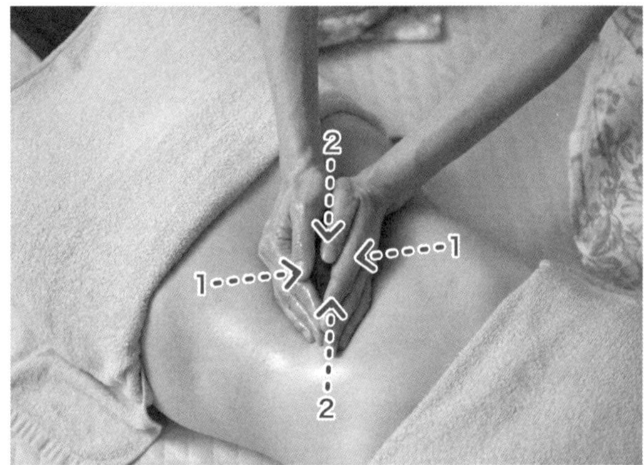

②下垂した大腸の引き上げ。腸は下垂もするが、横にも垂れる。クライアントの向こう側の脇腹からおへそまで、お肉を持ってくるようなイメージで。

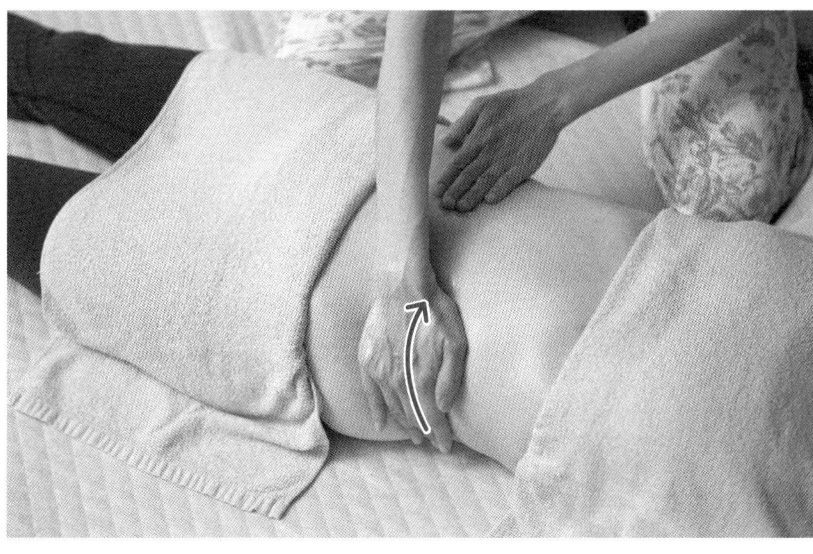

手前側からは、「ドスコイ」とおへそに向かってお肉を引き上げるように行う（×5～10回）。

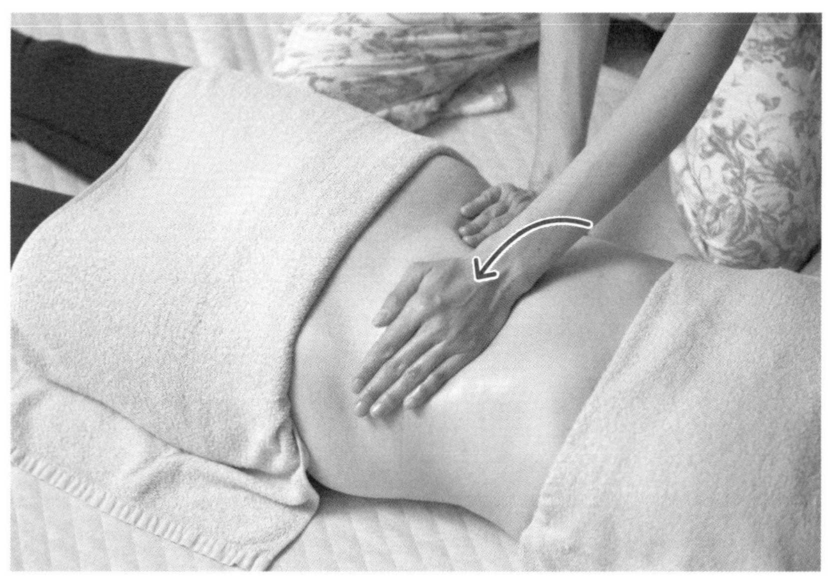

6 大腸のデトックス

大腸は成人で 1.5 メートルほどあり、盲腸から始まり、結腸、直腸と腹部をちょうど一周するように位置しています。

下垂しやすい臓器でもあるので、蠕動運動をサポートすると共に、大腸を柔らかくして、血流を改善し、元の位置に戻してあげるのもポイントです。

大腸の各部位

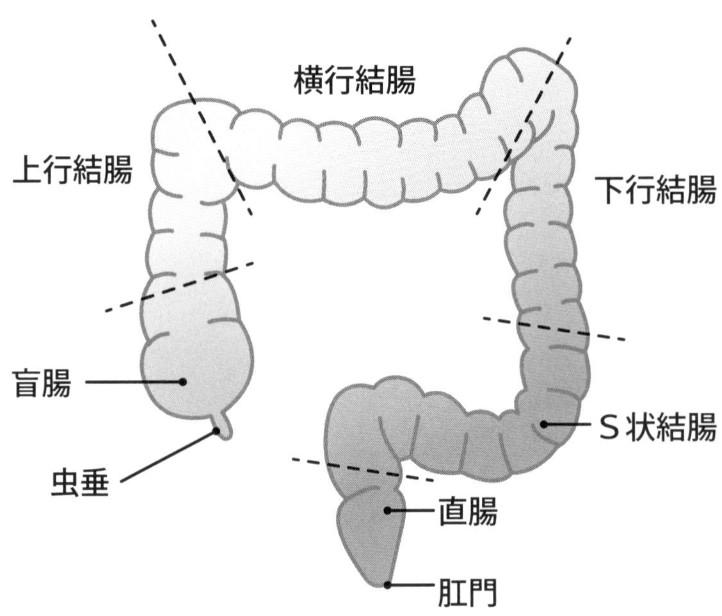

大腸の始まりは、右股関節の内側にある。いったんその場所で圧をかけて、クルクルとお腹を潜るように施術する（上行結腸から）。

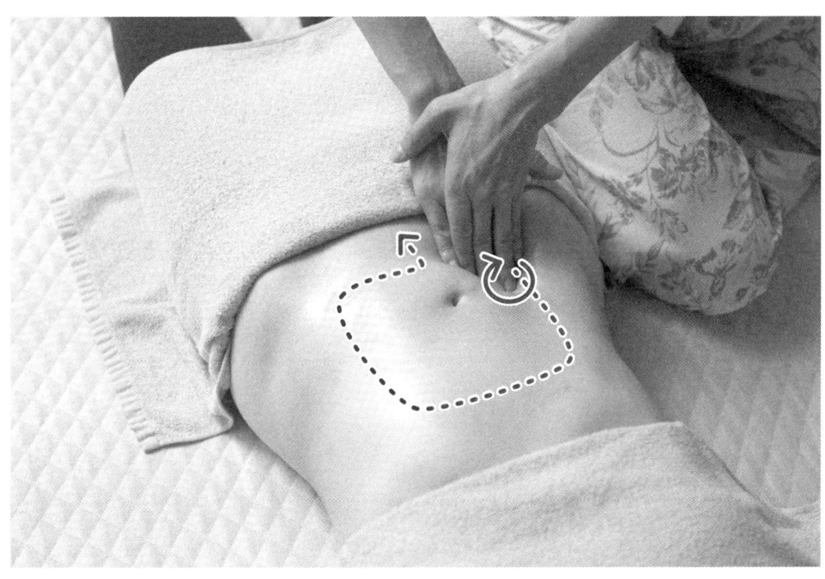

その後は、大腸に沿って直腸まで、蠕動運動を促進しつつ、排便を促してあげる（横行結腸へ）。

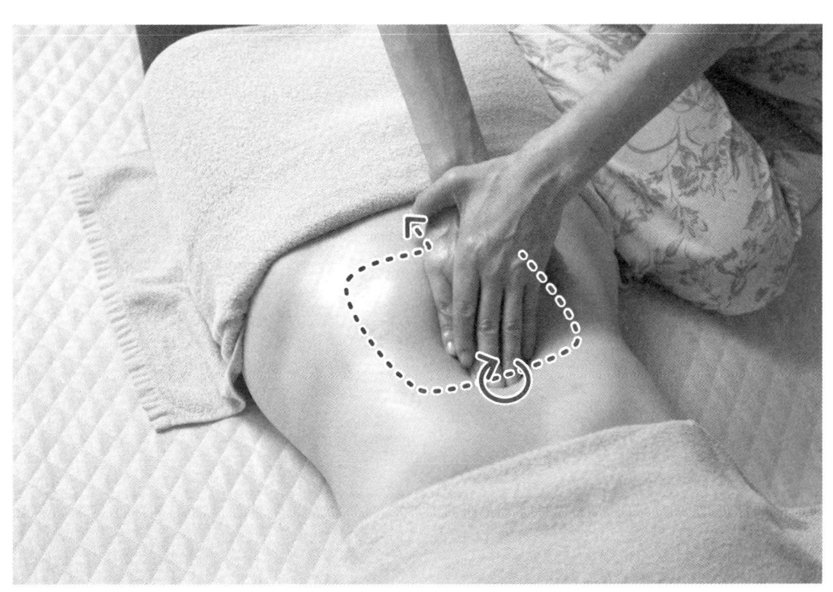

下行結腸へ。

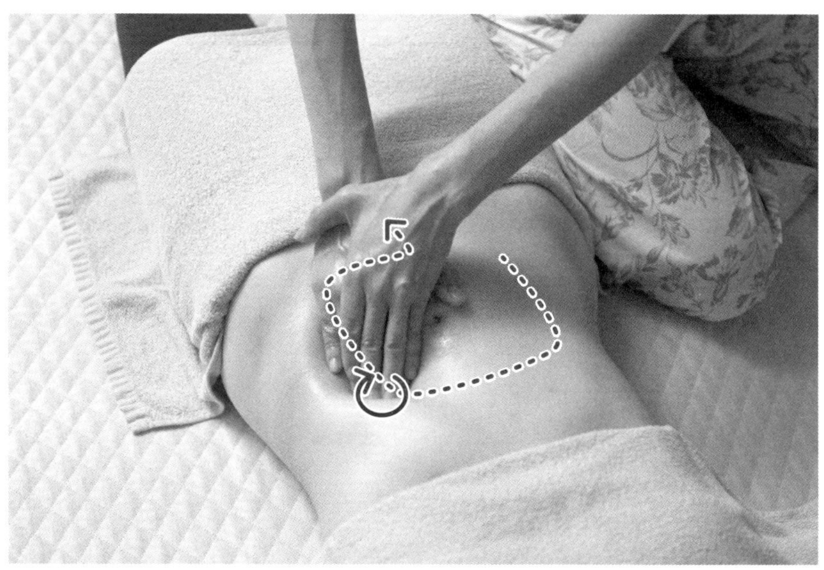

S 状結腸へ。

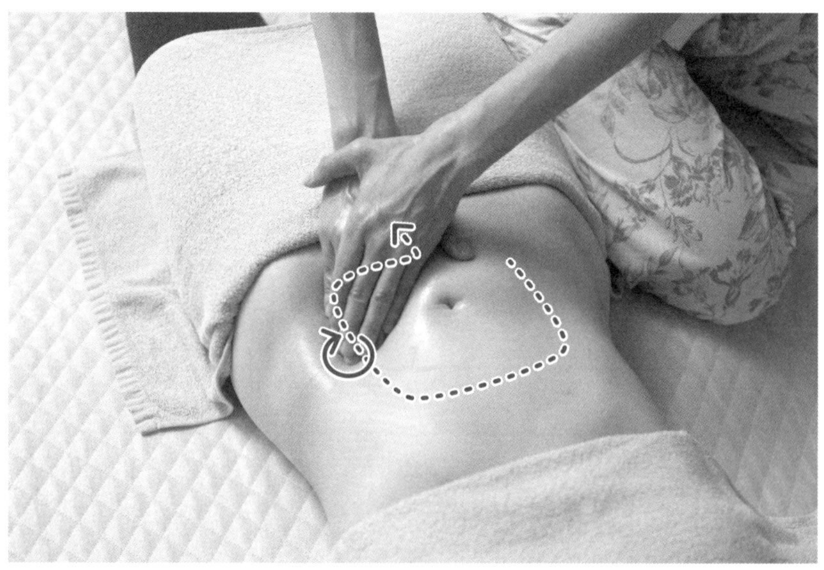

S 状結腸から直腸へ。

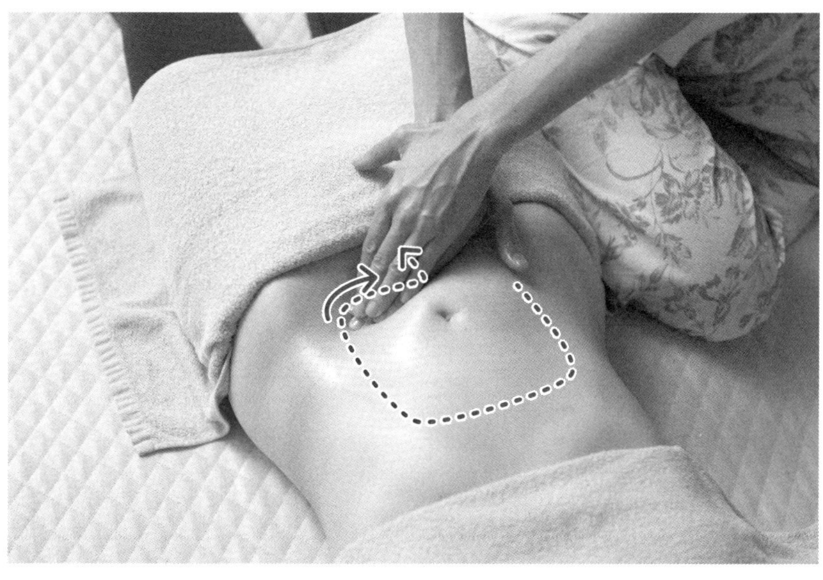

直腸は３回ほど流す。最初からの行程を２回行う。

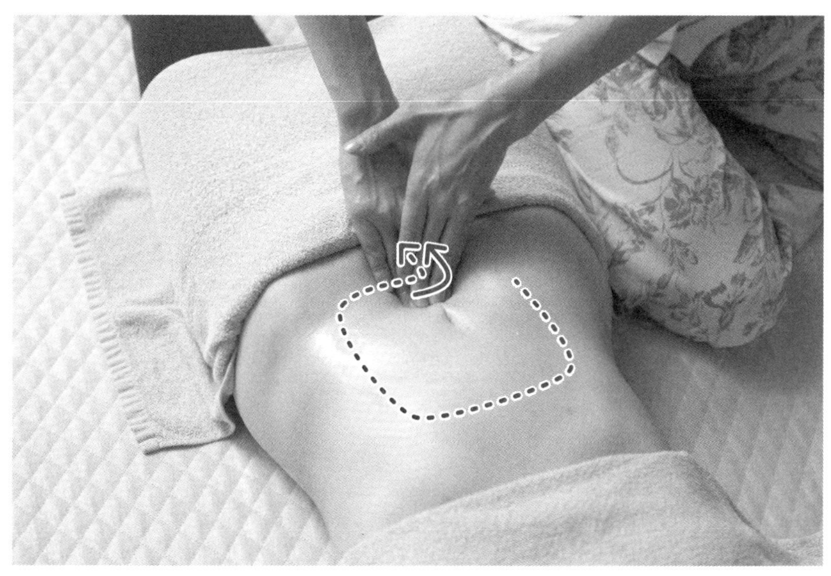

7 横隔膜のマッサージ

横隔膜は内臓と接しているため、感情の影響を受けやすい筋肉です。

また、呼吸とも連動していて、横隔膜が硬いと呼吸が浅くなりがち。日頃から呼吸が浅かったり、姿勢が悪かったり、肩こりに悩んでいるクライアントには、特に念入りにケアしてあげましょう。

①両方の親指を横に並べる。

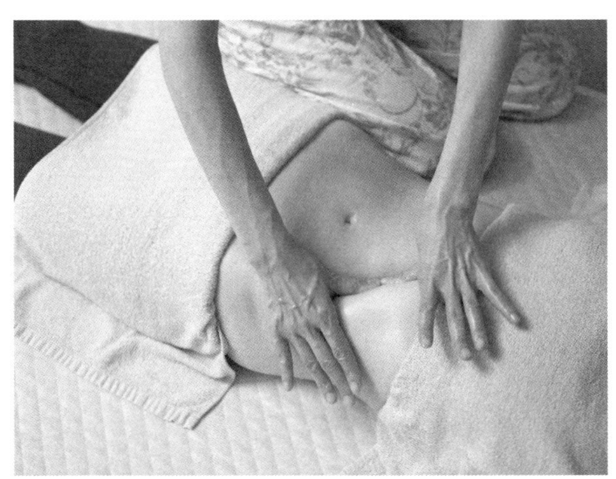

肋骨の斜面を駆け降りるようにスーッと肋骨の際まで流す（×2回）。

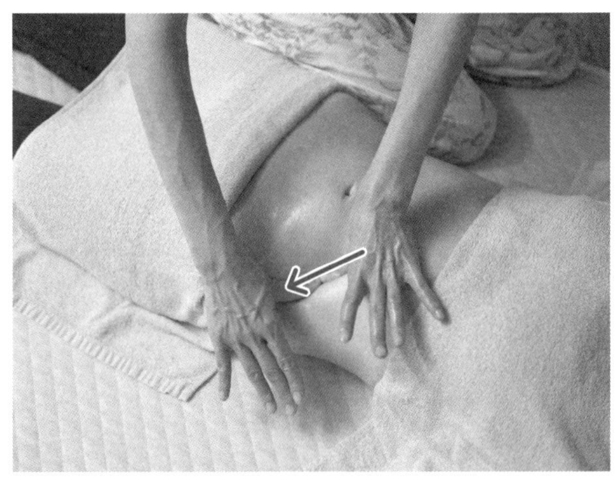

クライアントの身体をまたぎ、上から行う施術。手の平をクロスして肋骨の内側にセットする。

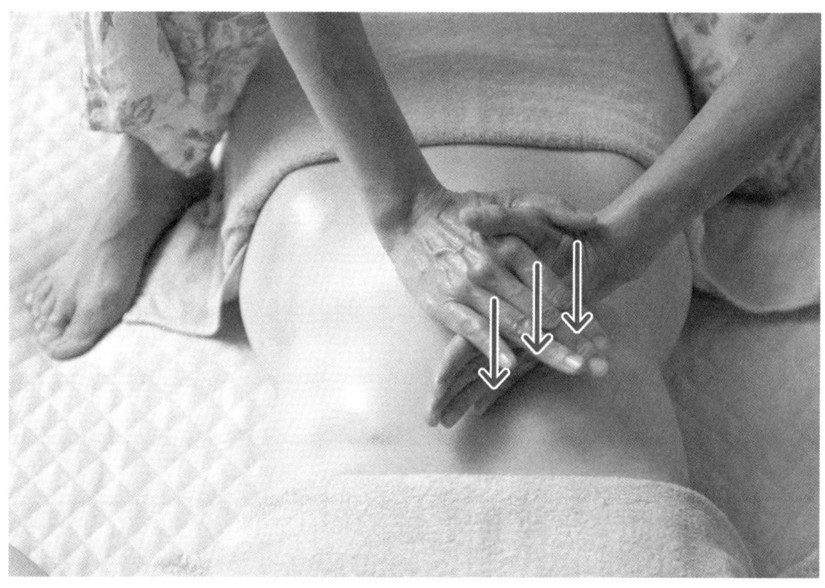

呼吸に合わせて行う。吐く息で横隔膜を圧迫し、もう1呼吸してもらう。

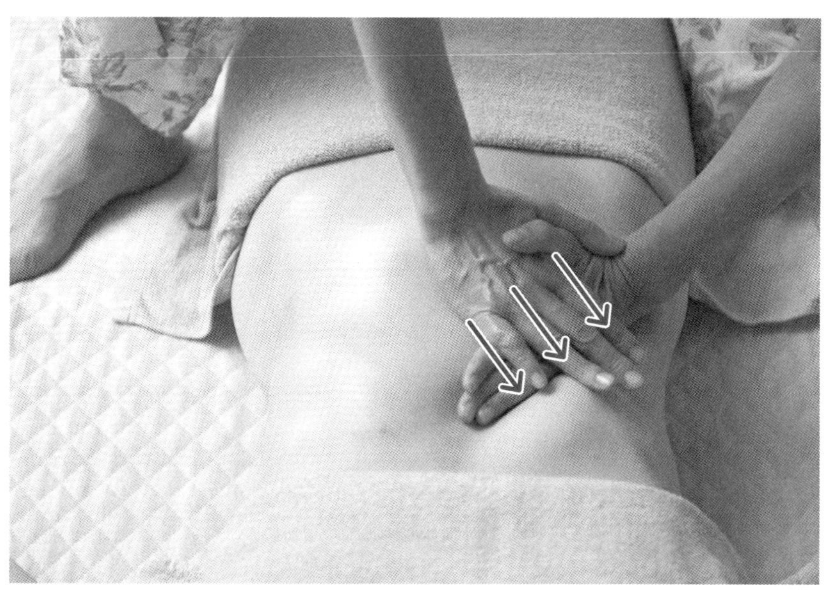

クライアントが息を吐ききったら、最後は、圧を抜きながら肋骨の横に流す。反対側も行う。

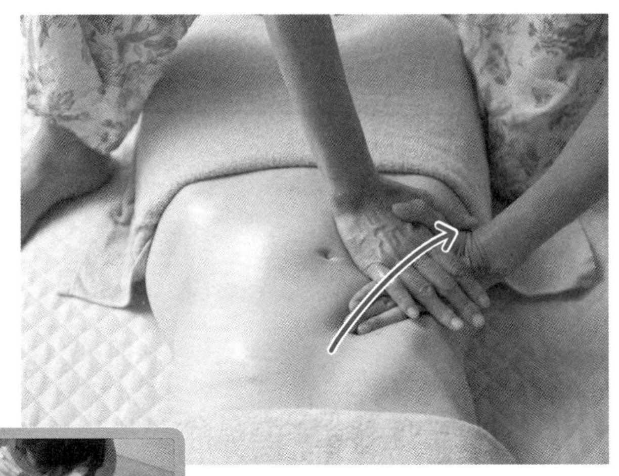

※セラピストのポジション。
ベッドで行う場合は、クライアントにベッドの端に寄ってもらい、上には乗らずに行う方法も可能（手順は同じ）。

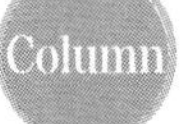

クライアントと呼吸を合わせて行う ベースとなる手技について

チネイザンは呼吸をクライアントと合わせて行う施術です。主に、吸う息は鼻から、吐く息は口から「ハー」「フー」と大きな息で吐き出してもらえるようにしましょう。

ベースとなる手技は、クライアントに息を吸ってもらい、吐ききった後に、指を差し込み、指の圧を入れたまま、その場所で「吸ってー、吐いてー」と声をかけて、もう1呼吸を促します。

2呼吸目を吐ききった後、指の圧は変えずにその場所で「クルクルシェイク」をして、ポンと指を抜いていきます。この手技が基本となるので覚えましょう。

Part 4 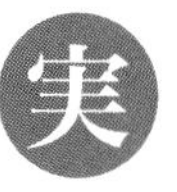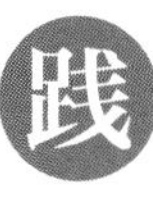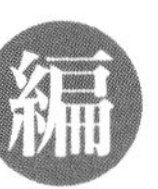

メインとなる臓器へのアプローチ

（それぞれの種まきへ）

肝臓、胆嚢へのアプローチ

肝臓は人体最大の臓器で、重さは1.5キロほどあります。身体にエネルギーを分配したり、有害物質を解毒したりする重要な役割を持ちます。

だるさや疲労感、眠気を感じる状態が続いているクライアントには、特に念入りにアプローチしましょう。

①肝臓へのアプローチ。右肋骨の内側に、3ポイントを取る。両手を重ねて肋骨の内側に合わせ、呼吸に合わせて行う。クライアントに呼吸を促し、吸って、吐く息で肝臓のほうに手を差し込み、指の圧をかけたまま、もう1呼吸してもらう。

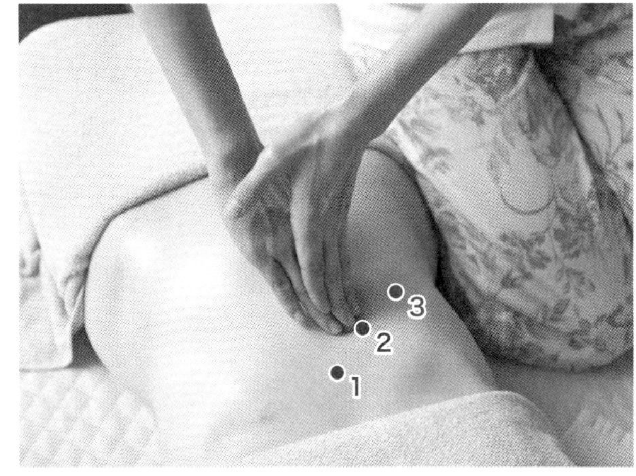

2回目の息を吐ききった後、手の位置はそのままに、指先で円を描くようにクルクルと2回ほど回した後、指先を横に振って2～3回シェイクした後、ゆっくりと圧を抜いていく。このやり方が基本となるので覚えよう。

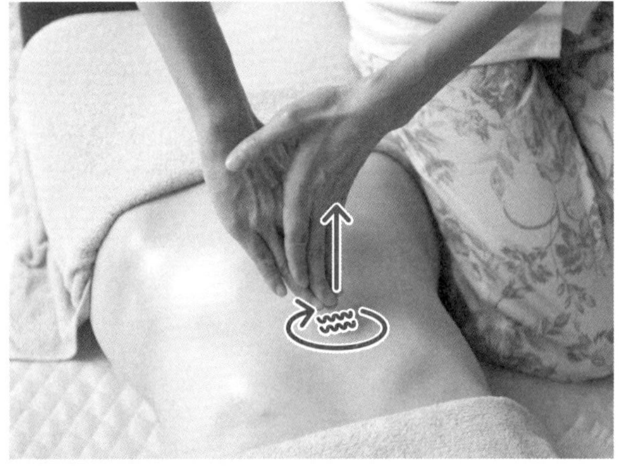

②胆嚢へのアプローチ。胆嚢は肝臓の少し下にある。おへそと肋骨のちょうど真ん中辺り。まず、右手と左手の角度が 3:30 になるように手をセットする。息を吸って吐く時に、真下に圧をかける。

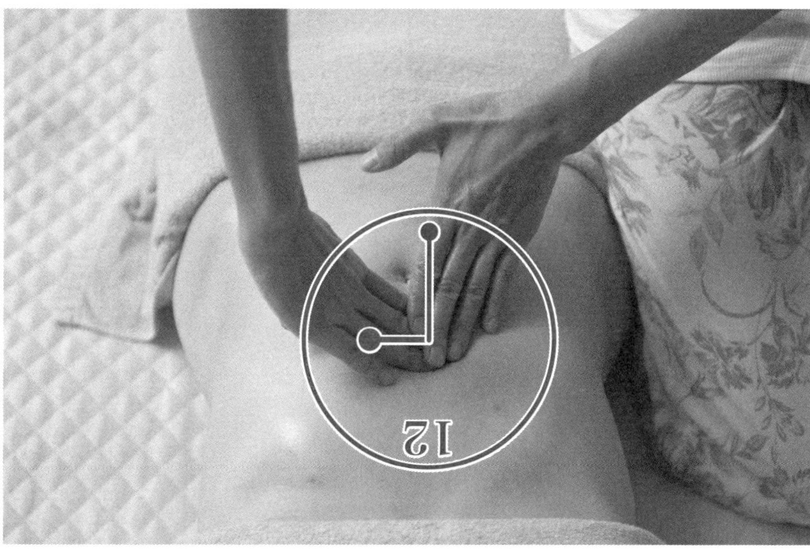

もう 1 呼吸してもらい、息を吐ききったら、手の角度を 4:40 に変えるように、同じ位置で回転させる。

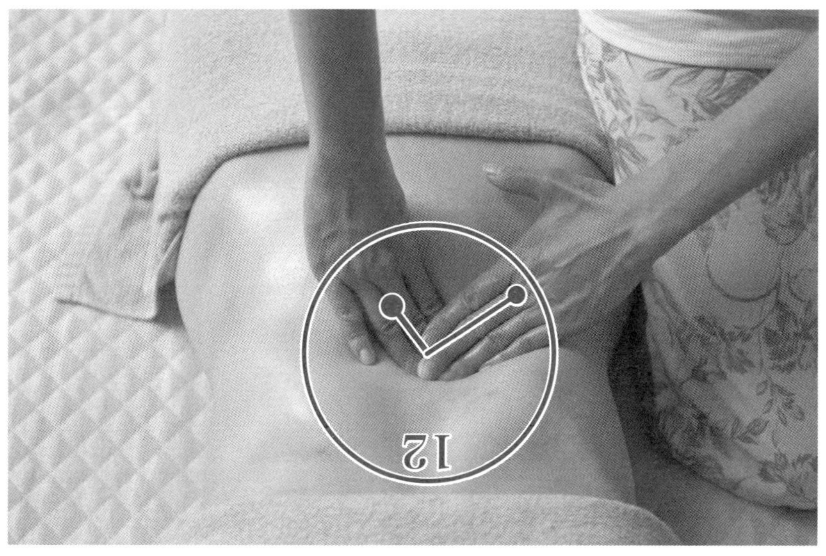

指の角度はそのままで、胆嚢からおへそに向かって斜め45度に圧をかけながら引き戻す。

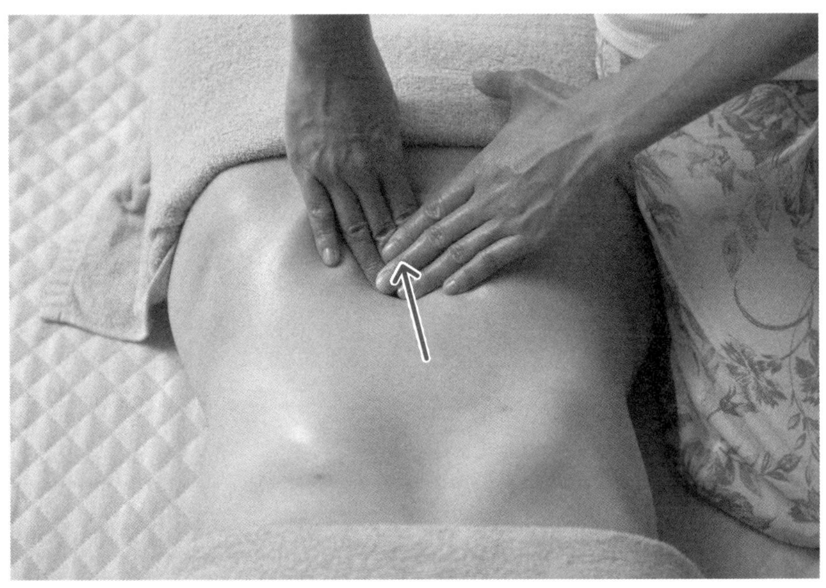

おへそまで同じ圧を持っていき、最後に静かに圧を抜く。

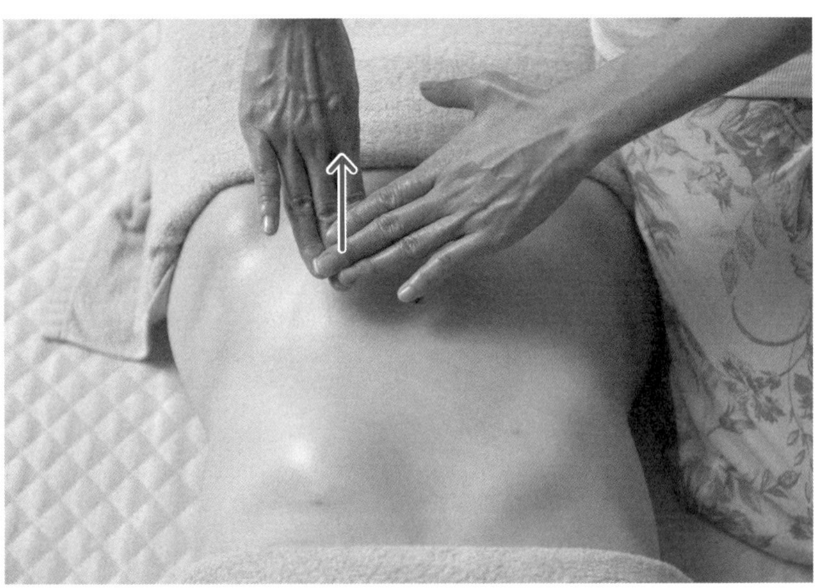

2 胃、膵臓へのアプローチ

東洋医学では脾は膵臓を指し、胃とペアで働いています。消化器官の働きが悪いクライアントは、この部分を特に念入りに行いましょう。

胃にコリを感じる時は、クライアントが不安や心配を抱えている証拠です。丁寧なお声掛けでクライアントの心の部分にアプローチして、感情のデトックスを促してあげましょう。

①胃へのアプローチ。肝のアプローチの反対バージョン。左肋骨の内側に3ポイントを取り、呼吸に合わせて行う。痛みが強い場合は、少し柔らかめに行おう。

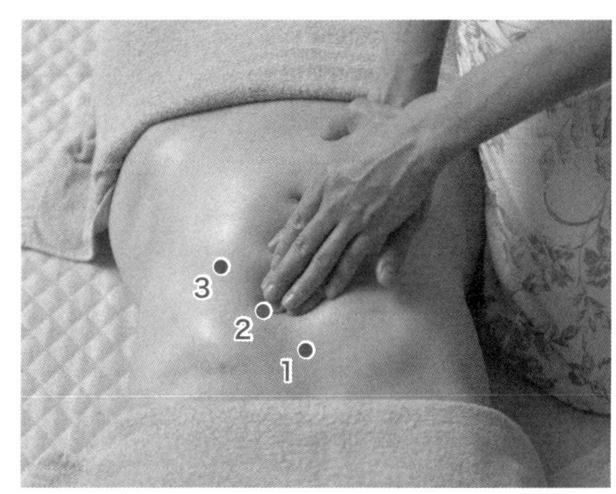

2回目の息を吐ききった後、手の位置はそのままに、クルクルとシェイクして圧を抜く（基本のやり方と同様）。

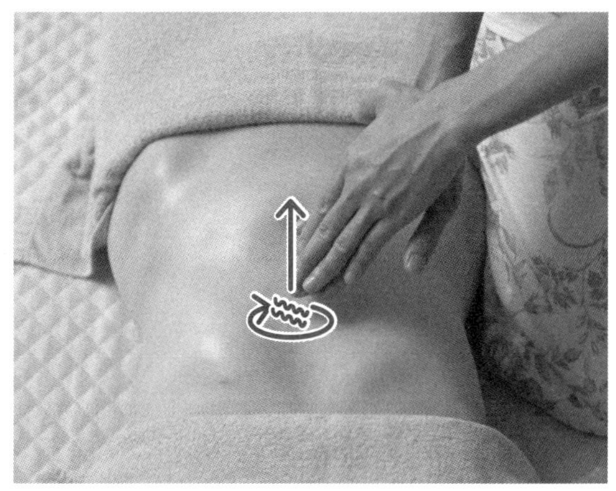

②膵臓へのアプローチ。肋骨の一番下のラインに真横に右手を置く。左手をクロスして上から重ねて、位置をずらさないように、上から真下に圧をかけていく。前後に圧を揺すりながら、３～５回ほど行う。クライアントの呼吸は自然呼吸で。

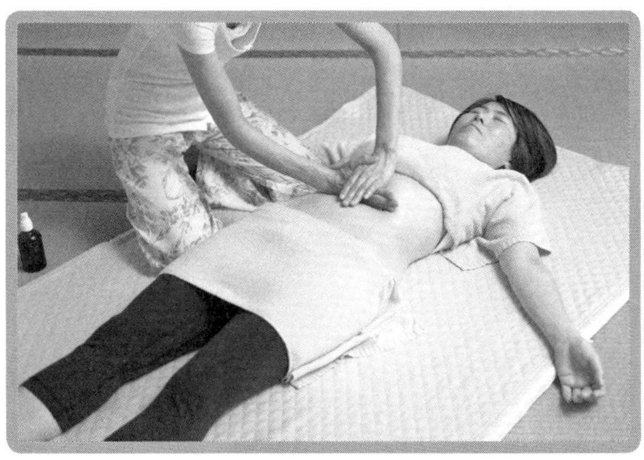

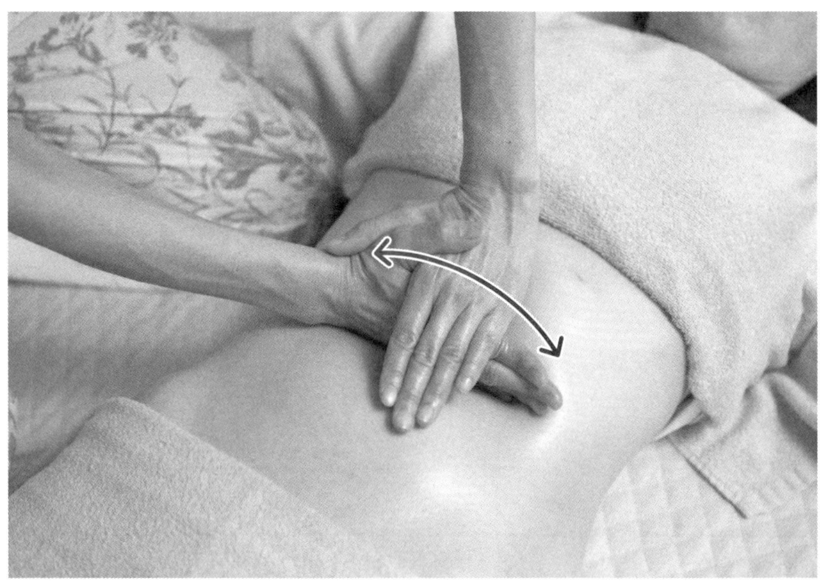

3 心臓、心包へのアプローチ

心臓は肋骨の中にあるので、直接は刺激できません。その代わりに使うのが、心の反射区です。

みぞおちには東洋医学でいう「中脘（ちゅうかん）」というツボもあり、夏バテやストレス太りにも効果があります。おへその辺りにドクドクするのを感じたら、それが大動脈です。

両手を重ねて、剣状突起より少し下に1ポイント、その次に2ポイント目を取る。肝のアプローチ同様、呼吸に合わせて行う。

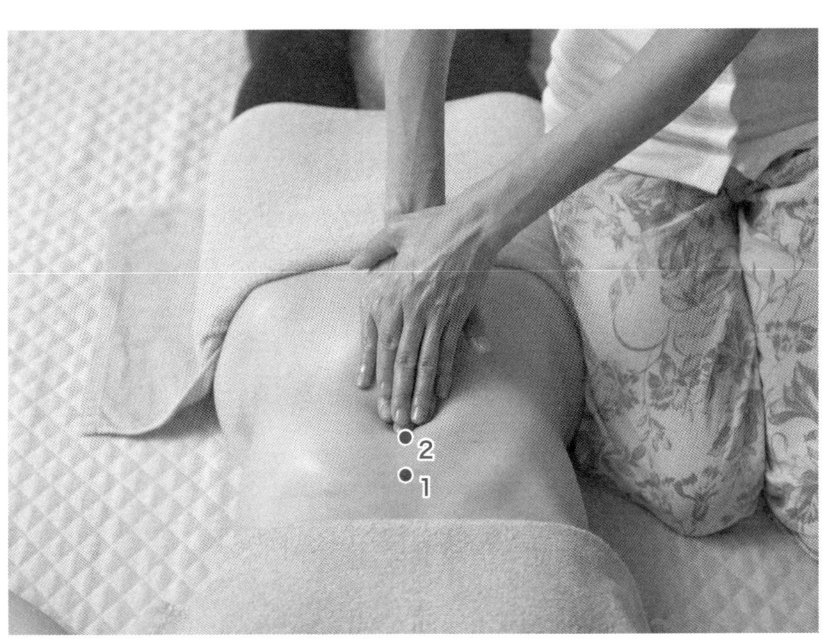

２呼吸目の後は、圧を抜かずにそのままおへその位置まで両手を重ねて持っていく。

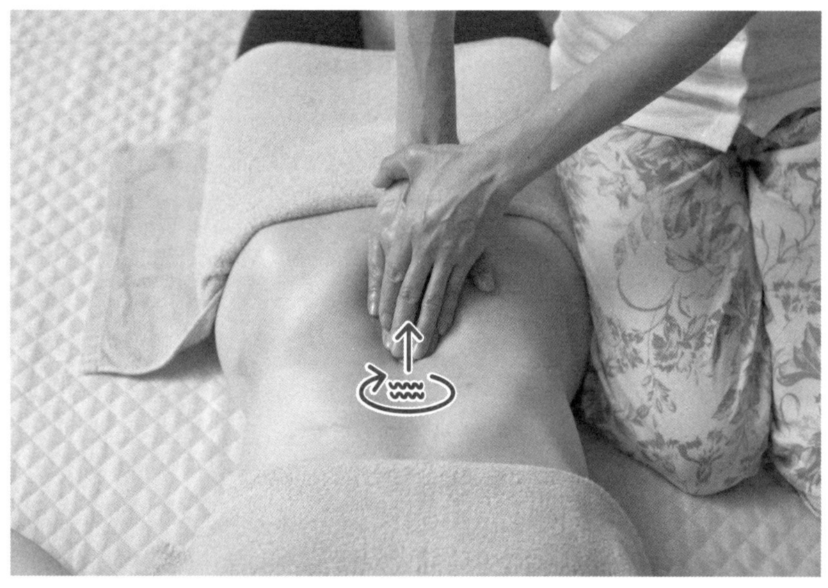

おへその位置で圧を抜く。１、２ポイント共にクルクルとシェイクした後、圧を抜かずに、おへその位置まで持っていく。

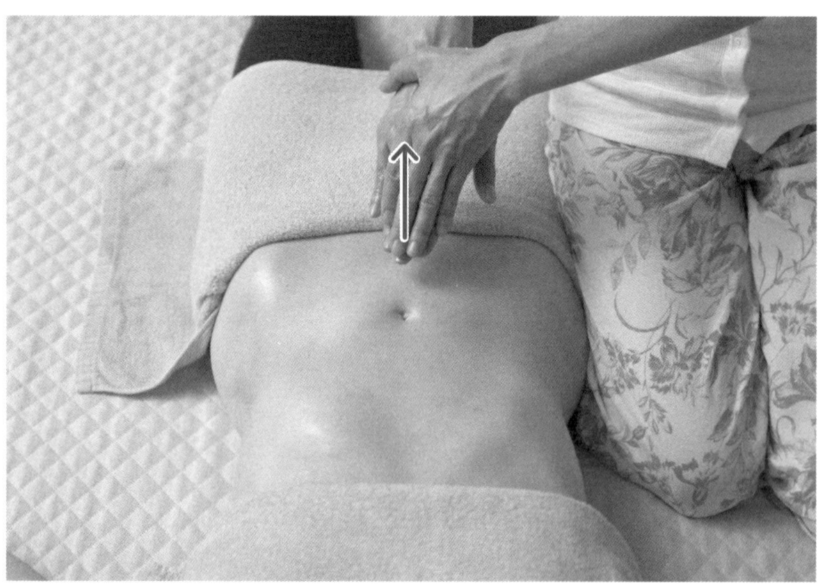

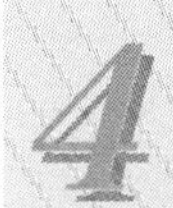

4 腎臓へのアプローチ

東洋医学において、「腎」は身体の中で非常に大切な臓器の一つです。中医学（中国漢方）では、広く生殖や成長・発育、ホルモンの分泌、免疫系などの機能を併せ持つ“生命の源”と考えられています。

この部分を押して痛い場合は、腰痛の可能性もあります。念入りにケアしてあげましょう。

おへそから人差し指の第一関節、第二関節の２ポイントが腎の反射区になる。その位置に手を重ねて置き、斜め 45 度に鋭角に指を差し込んでいく。少し痛みのある場所が圧痛点。その場所を肝と同じアプローチで、吐く息の時に指を差し込み、２呼吸してもらう。

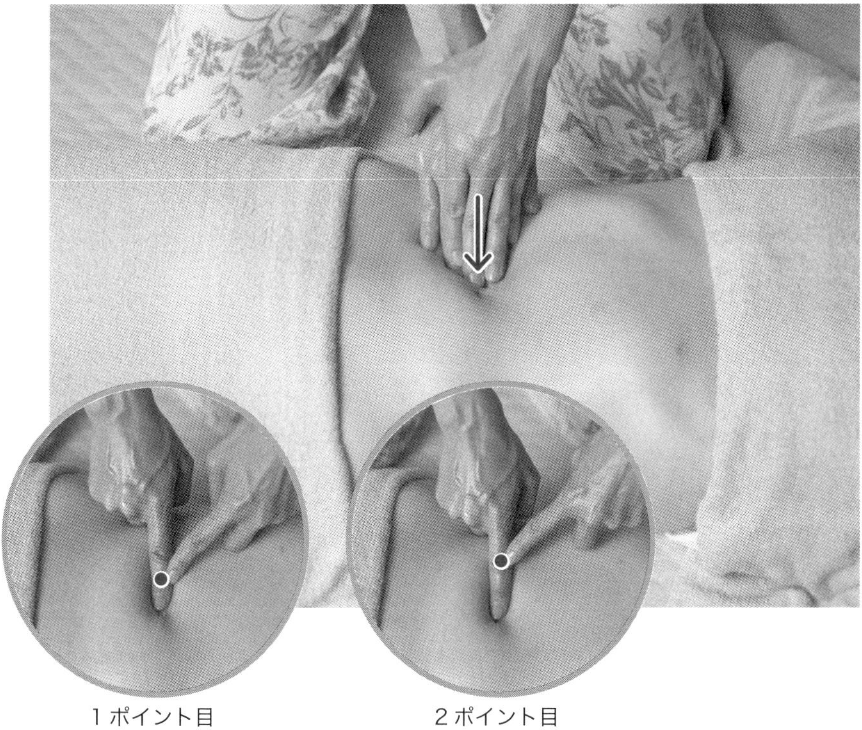

１ポイント目　　２ポイント目

２回目の吐く息の後、クルクルとシェイクして圧を抜く。

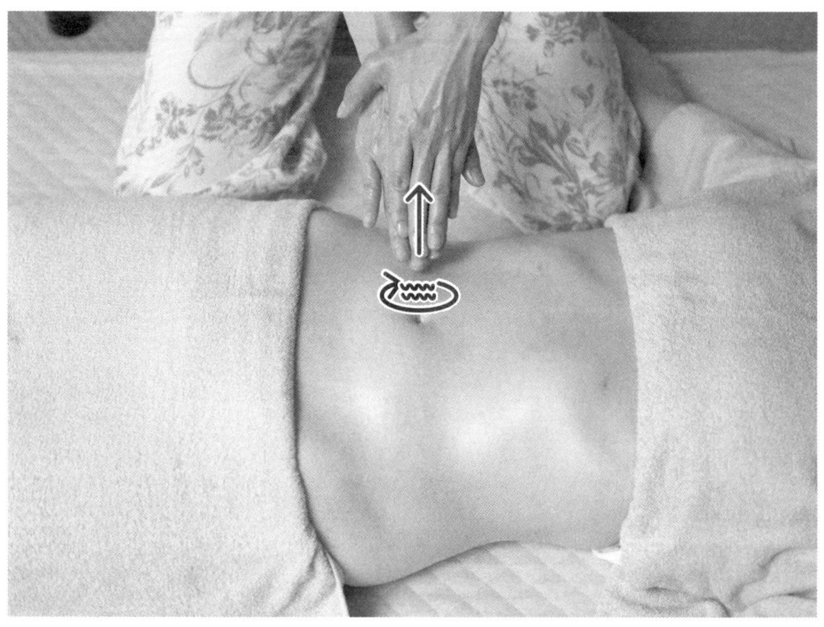

5 子宮、卵巣へのアプローチ

子宮は、あらゆる臓器の最下部に位置する臓器です。それゆえ、他の臓器の影響を受けやすく、圧迫されて血流も悪くなりがちです。

また、負の感情が蓄積していくのも子宮です。冷えにも弱く、カチコチになってしまっているクライアントには、温めながらの施術も効果的です。

子宮筋腫の方への施術も可能です。その場合は圧を弱めに行いましょう。

①まず、子宮の位置を確認する。手でトライアングルを作り、親指をおへその上に置いた時、人差し指が子宮の位置、小指が卵巣の位置となる。

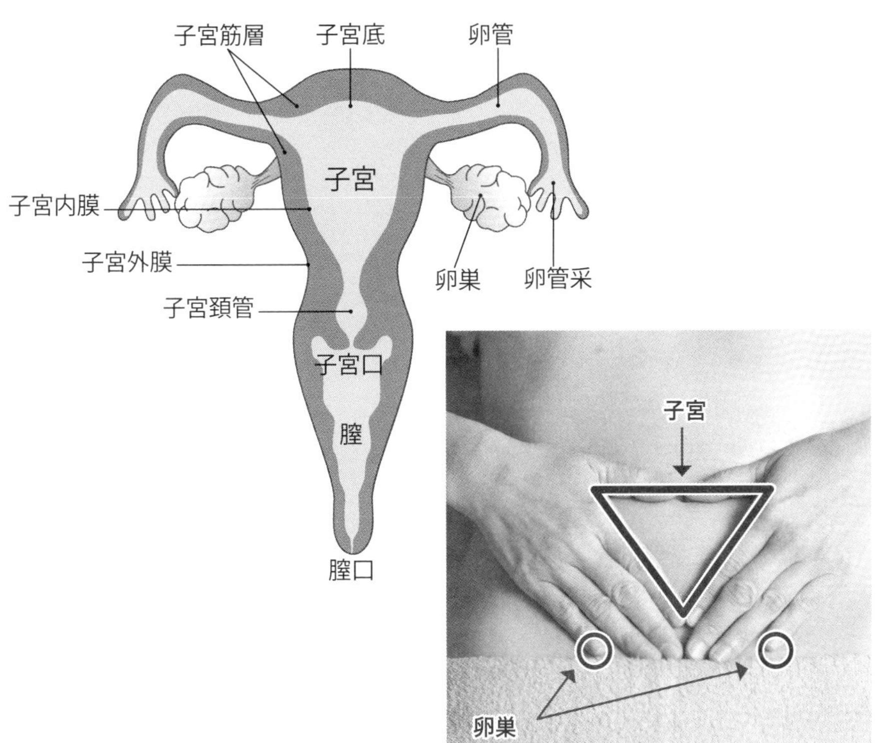

卵巣の位置は浮遊しやすく、また卵管は詰まりやすい。そのため、腸骨の際から反対側の際まで、指を重ねて柔らかく優しくクルクルと円を描くようにほぐしていこう。

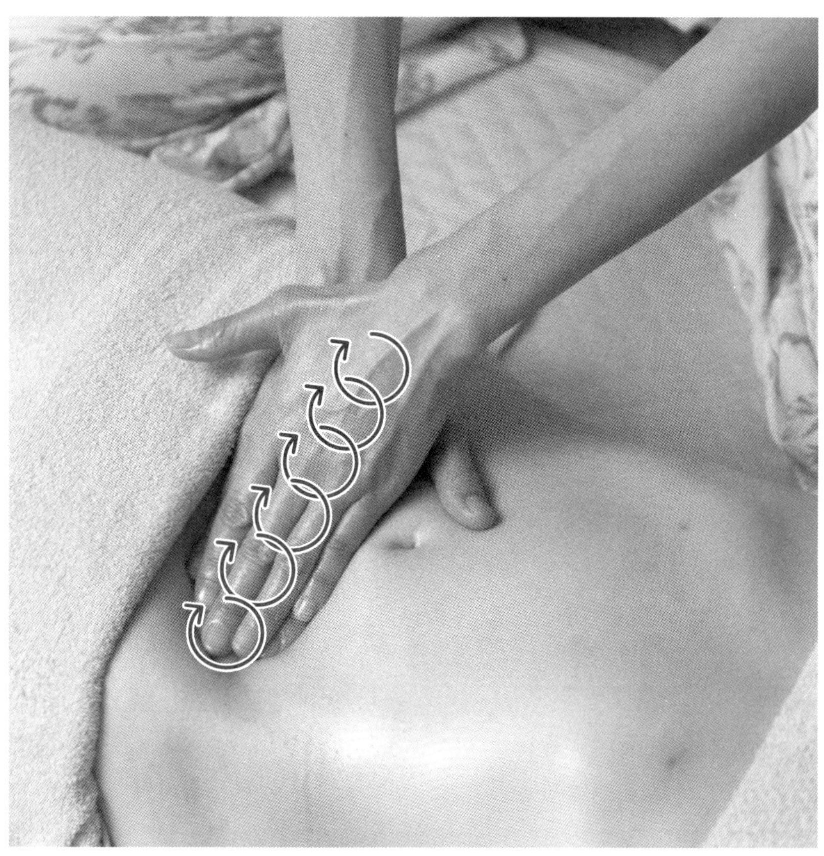

②両股関節に、スコップ状に重ねた両手をしっかりと入れて、下からおへそまで揺らしながら引き上げていく（子宮や内臓全体の下垂に）。２～３往復ほどする。

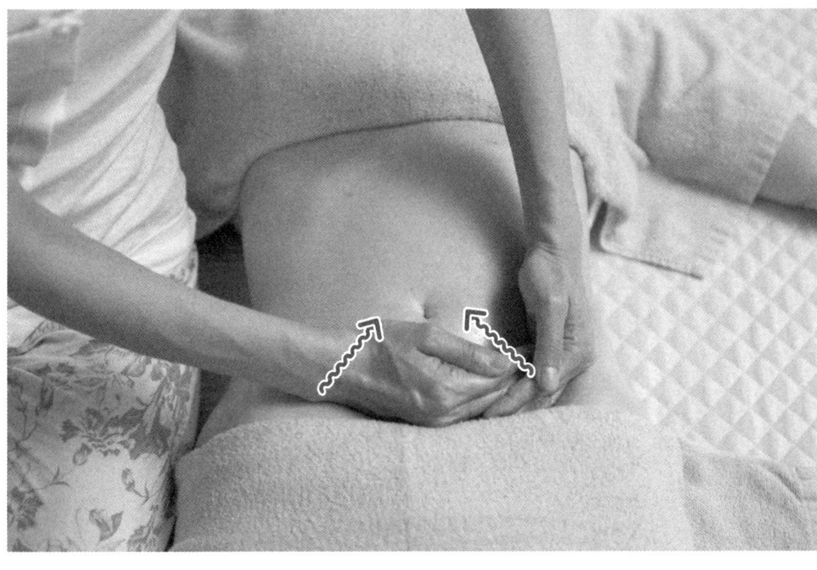

恥骨の際からも同様に。

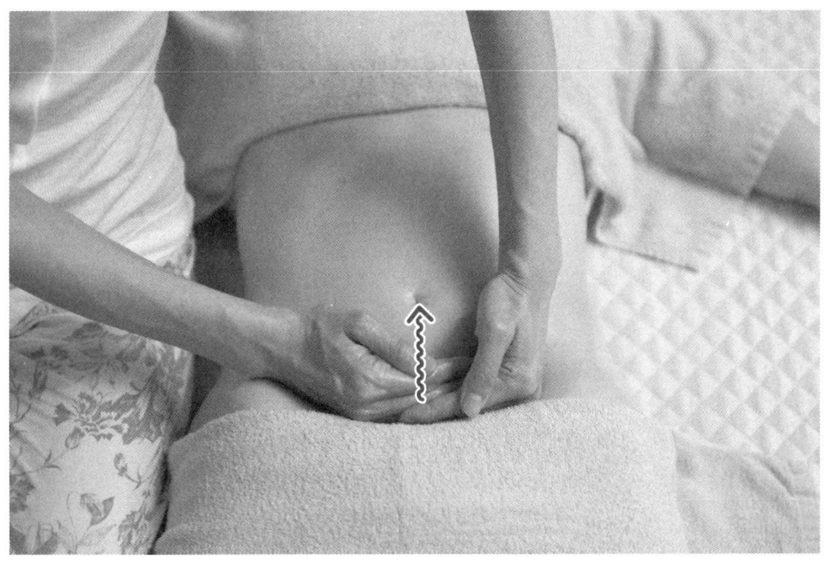

6 膀胱へのアプローチ（男性は、前立腺も）

膀胱は、腎臓で集められた老廃物を余分な水分と共に蓄え、尿として体外に放出する準備をする器官です。毒素を流してくれる重要な器官ですが、緊張やストレス、加齢などでとても硬くなりやすい臓器といえます。

チネイザンによって内臓から出てきた毒素を、きちんと体外に排出できるように、膀胱のマッサージはしっかりと行いましょう。

両手を重ねて、吐く息と共に恥骨の上部に指を差し込む。アンダーヘアに当たらないように配慮して行う。

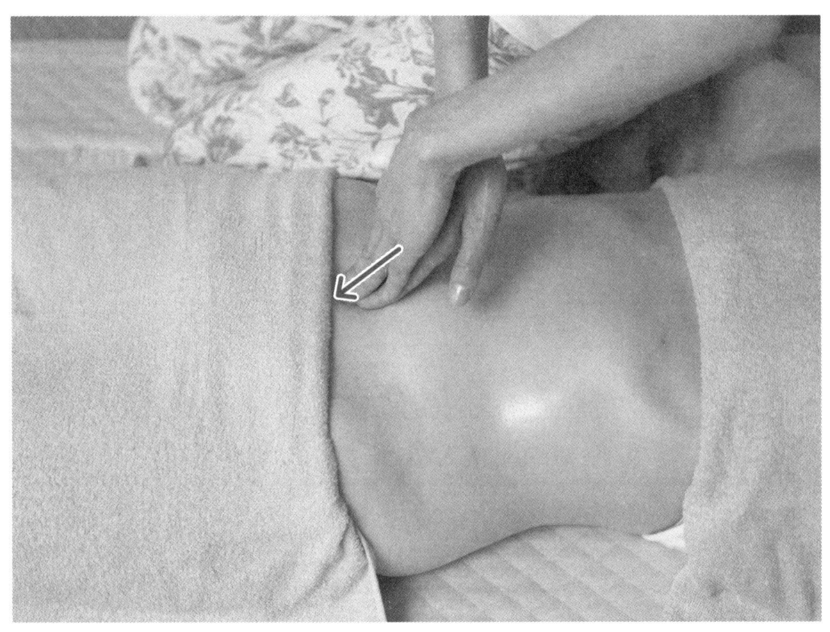

２呼吸してもらったら、クルクルとシェイクし、最後は「心」のアプローチ同様、おへそまで圧を抜かずに持っていく。

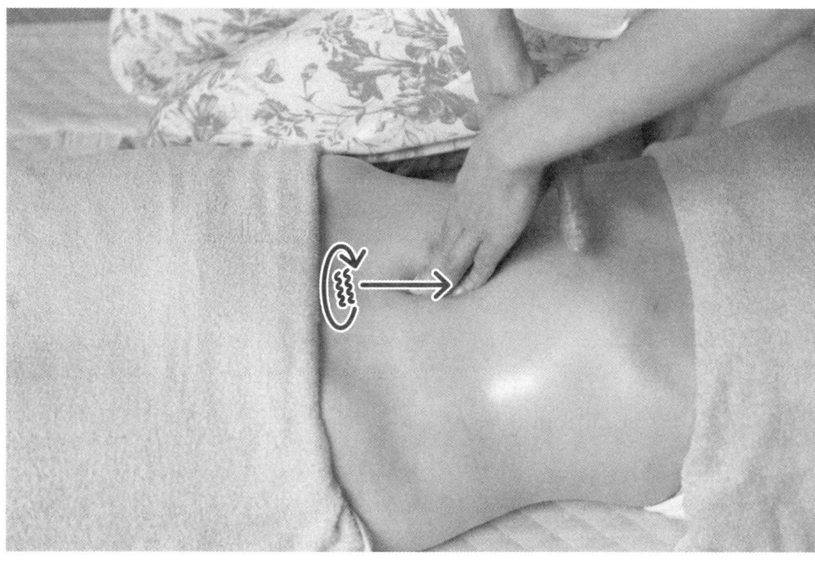

おへその位置で圧を抜く。

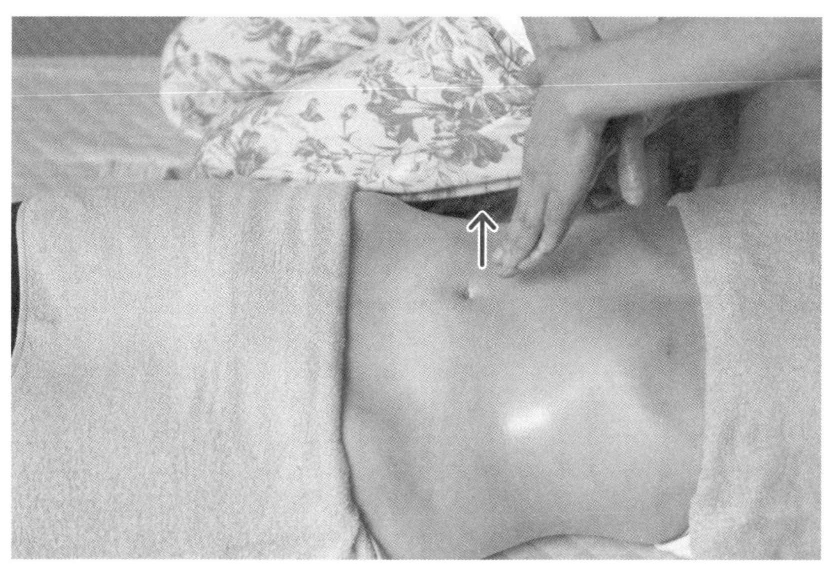

Part 5 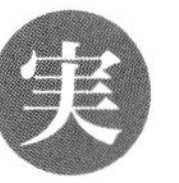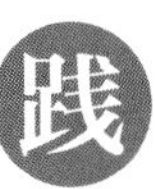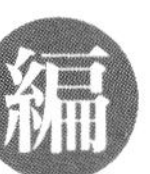

いよいよ風門へ

風門を開ける、丹田を開ける

「風門」とは、聞きなれない言葉だと思います。英語に訳すと「wind gate」となり、少しわかりやすいかもしれません。つまり、風の通り道のことを指します。

その風門は、おへそにあります。現代では、出産後、へその緒を切ったらそれで機能的には終わりと考えられていますが、実はそうではありません。チネイザンでは、おへそは私たちの体内に蓄積した邪気を外に放出したり、良いエネルギーを体内に取り入れたりするとても大切な場所と考えています。

私たちは母親の胎内でへその緒とつながっていて、へその緒から全てのエネルギーをもらっていました。母親もまた、その母親とへその緒でつながっていました。へそは祖先とのつながりも指し、自分のルーツとも言われています。そのへその緒を物理的に切ったからと言って、何のエネルギーの出し入れもできないと考えるのはナンセンスです。

この風門のテクニークを施す時は、まるで胎内にいる赤ちゃんに声をかけるように優しく、そしてクライアントの吐息を感じながら、エネルギーの滞りをほどくように、行ってみてください。

場合によっては、痛みを感じる方もいらっしゃるので、痛みを感じる箇所をよくよく記憶して、その次の施術につなげていくことも大切になります。

いよいよ、チネイザンのキモである、風門を開ける施術に入ります。

ポイントは、親指の使い方です。しっかりと中心に向けて氣を送れるよう、自分の指がぶれないように気をつけましょう。丹田については、斜め横というより、上から真下に向けて直角に刺激を入れていきます。

風門のテクニーク。使うのは親指。親指でおへその際に8ポイントを取り、そこに圧を加える。右図の④～⑥の箇所は、左手を使うとやりやすい。呼吸と共に行う。また、丹田は4本指で行う。

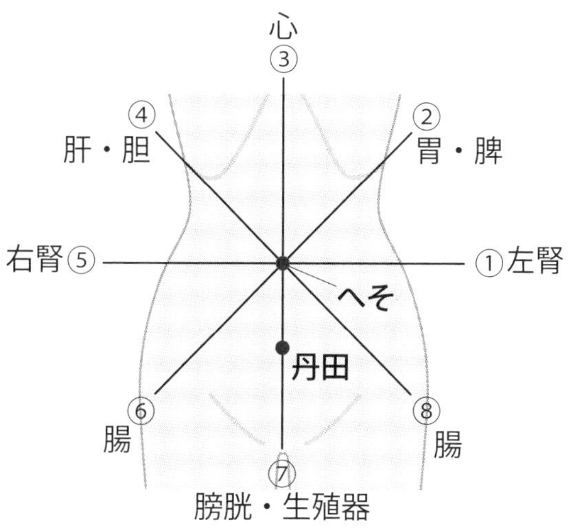

①おへその周辺の風門を開ける。親指をおへその中に直接入れずに際に置き、吸って、吐く息の時に、斜め45度の方向に親指を深く差し込む。2呼吸目を吐ききったら、親指の位置はそのままで、横にシェイクして開いていく。開ける順番は上図の①～⑧で、それぞれ1回ずつ行う。

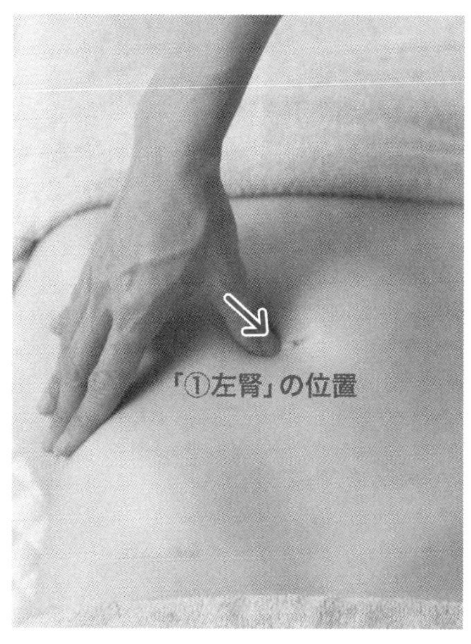

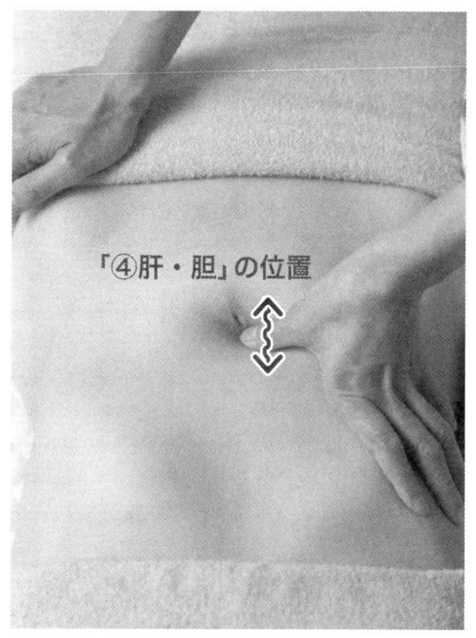

②八つのポイントが終わったら、おへその緊張を緩めるために、指先でおへそ周りをほぐす。

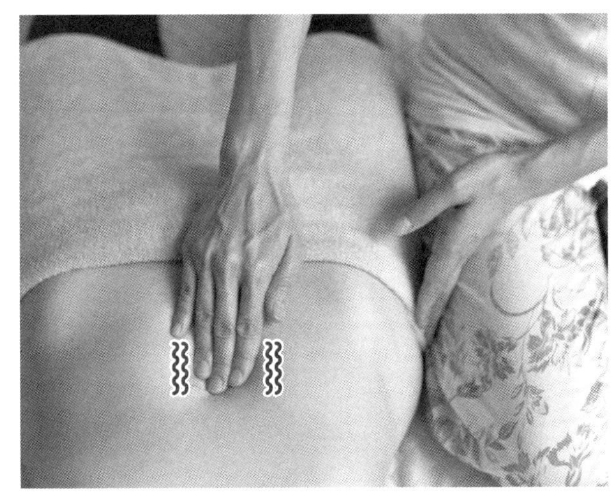

③丹田へのアプローチ。クライアントのお腹をまたいだ姿勢で行う。刺激するポイントは、左右の腸骨の高い位置を結んだ下腹の中央の部分。そこに４本指を垂直に、真下に差し込んでいく。呼吸に合わせて行う。クライアントには2呼吸してもらい、最後の吐く息で指を横にシェイクして振り、圧を抜いていく。

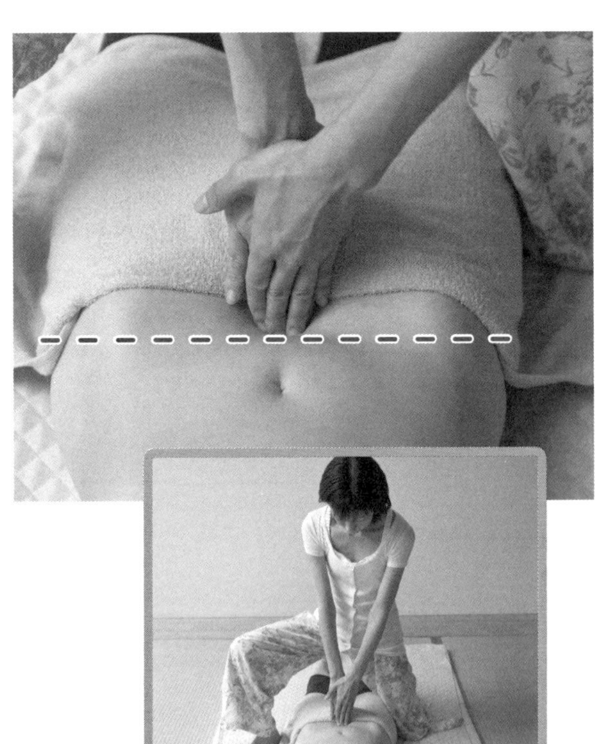

セラピストのポジション。

Part 6 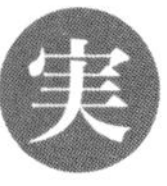

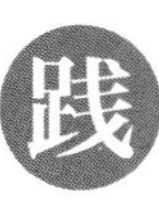

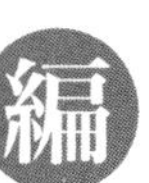

効果的な実践アプローチ

（チネイザン施術のクライマックス）

1 大腰筋と腸骨筋のマッサージ

ここからは内臓以外のところへのアプローチが始まります。チネイザンでは内臓に関連する筋肉やリンパ、骨などにも施術を行っていきます。

大腰筋と腸骨筋（合わせて「腸腰筋」ともいう）は、老化や悪い姿勢、ストレスなどにより癒着しやすい筋肉です。インナーマッスルとも呼ばれ、内臓を支えています。

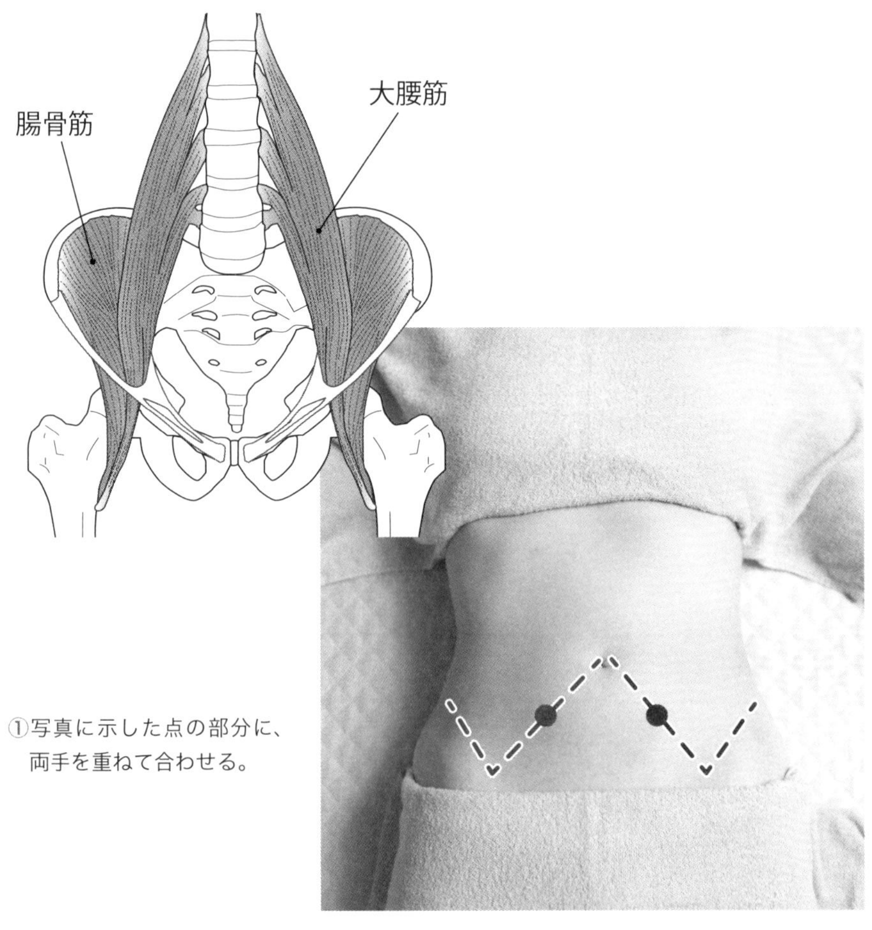

①写真に示した点の部分に、両手を重ねて合わせる。

呼吸に合わせて、癒着をはがすイメージで、指先で１回ずつ圧を加えていく。セラピストはクライアントの真横に座って行う。他の臓器のアプローチ同様、吸って、吐く息の時に四指で圧を加え、圧をキープしたまま、もう１呼吸を促す。２呼吸目の吐く息が終わったら、クルクルとシェイクして圧を抜く。腰痛がひどく痛みを感じる場合は、圧を少し緩める。

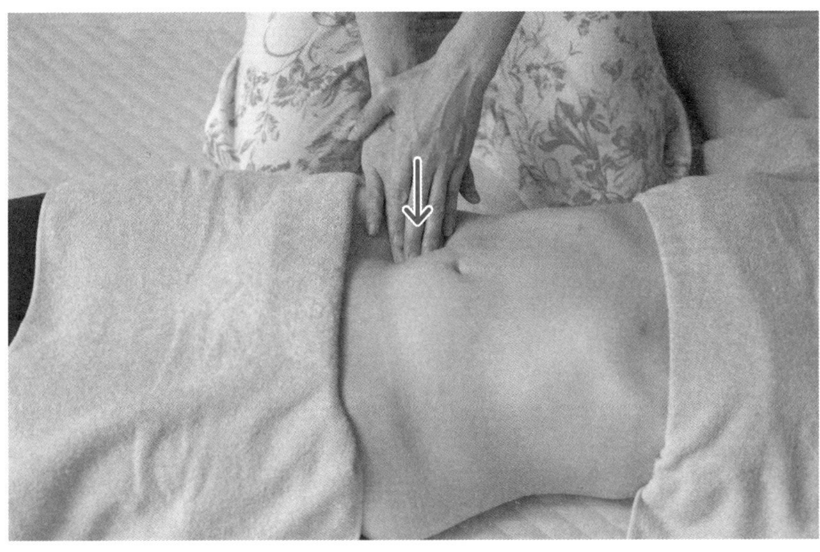

同様に、手根で同じ場所に圧を加える。

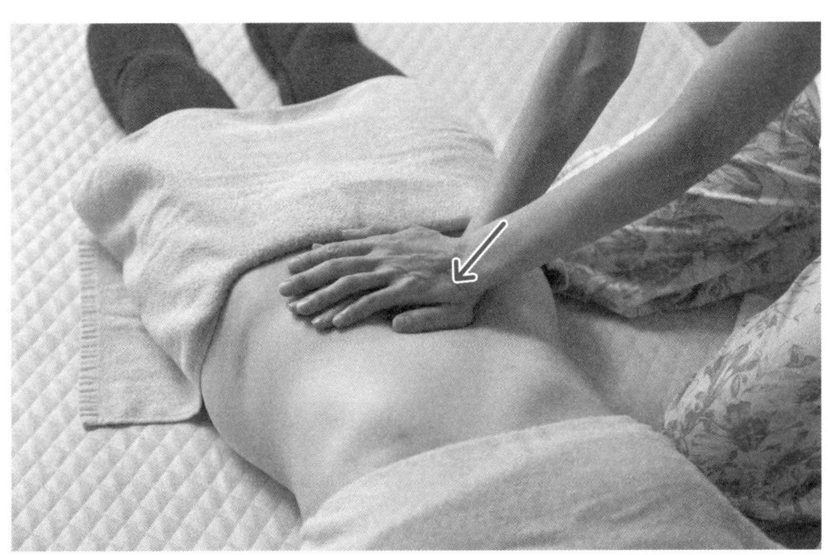

②クライアントの足の方向を見るように座り直す。左手の４本指を、腸骨の際に固定し、右手で膝を掴む。四指は奥まで入れ過ぎないように。四指で固定した場所は、コリコリと腸腰筋を感じられる場所。

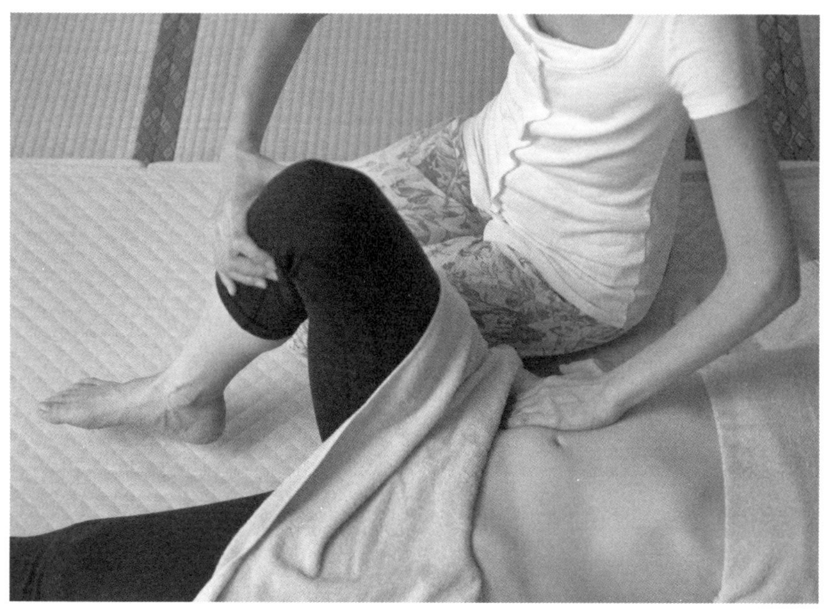

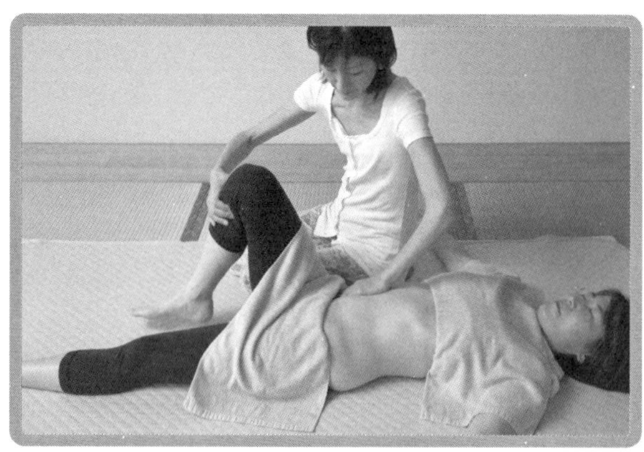

③クライアントと呼吸を合わせる。息を吐く時に膝をお腹に引き寄せ、吸う時に膝を元の位置に戻す。この行程を２回行う。

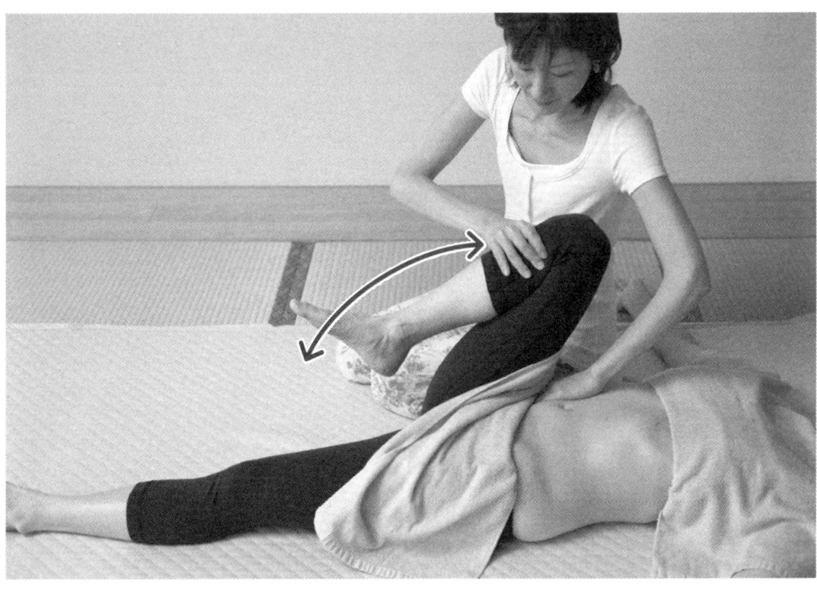

指の圧は固定したまま、膝を抱えてクルクルと内側と外側に３回ずつ回す。

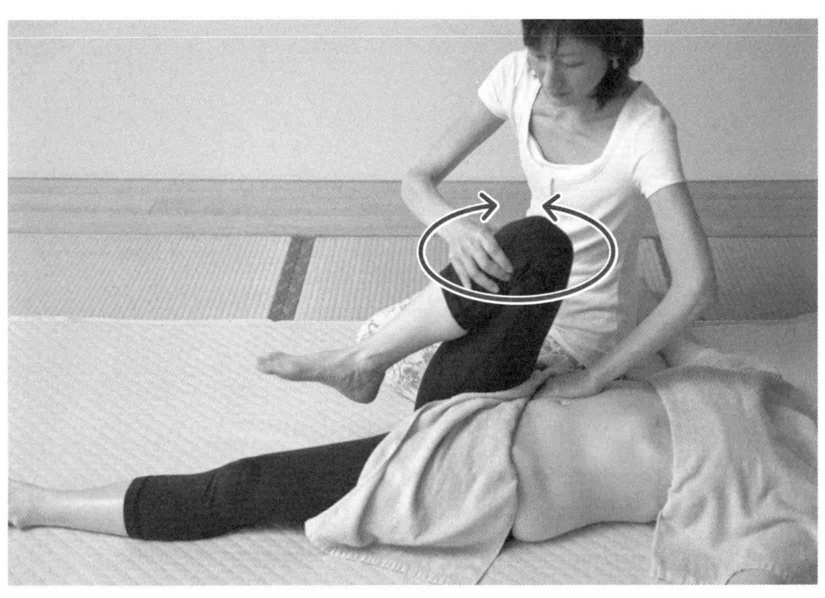

④クライアントに足をマットに着けてもらい、そのふくらはぎをサポートするように手を置く。

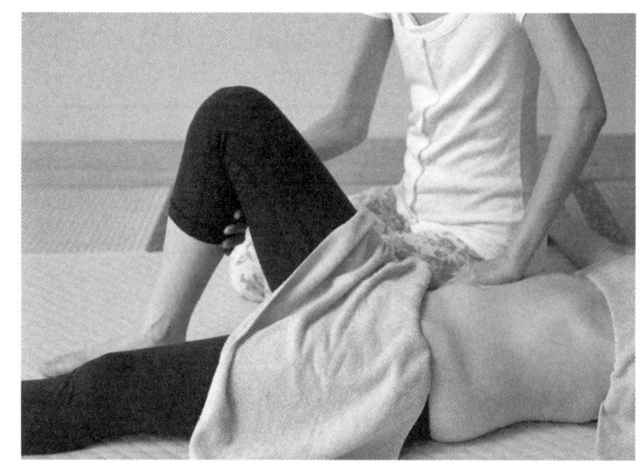

続いて、セラピストが指導し、足をマットに着けたままの状態で、向こう側に５回蹴るように滑らしてもらう。

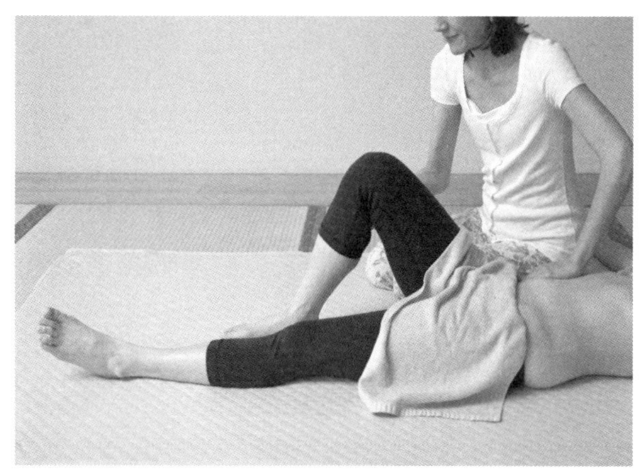

リリースした位置。

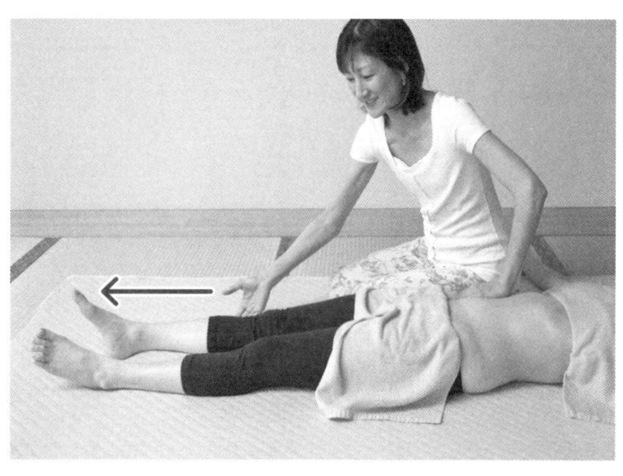

⑤最後に、セラピストは股関節に置いていた４本指をシェイクしながら圧を抜く。
⑥片方の足が終わったら、その効果を見る。施術した側の足を少し上に上げてもらい、まだ施術していないほうの足も上げてもらうと、その軽さの違いに驚くはず。
⑦右足が終わったら、反対側に移動し、①からの同じ行程を反対の足に行う。施術する足はどちらが先でも構わない。

2 足の長さをチェックする

腸腰筋の癒着がはがれると、腰が楽になったり、足の長さがそろったりします。普段から腰痛持ちの方には、必須の手技です。

最初に比べた足の長さがどう変わったかを、クライアントに伝えてあげましょう。

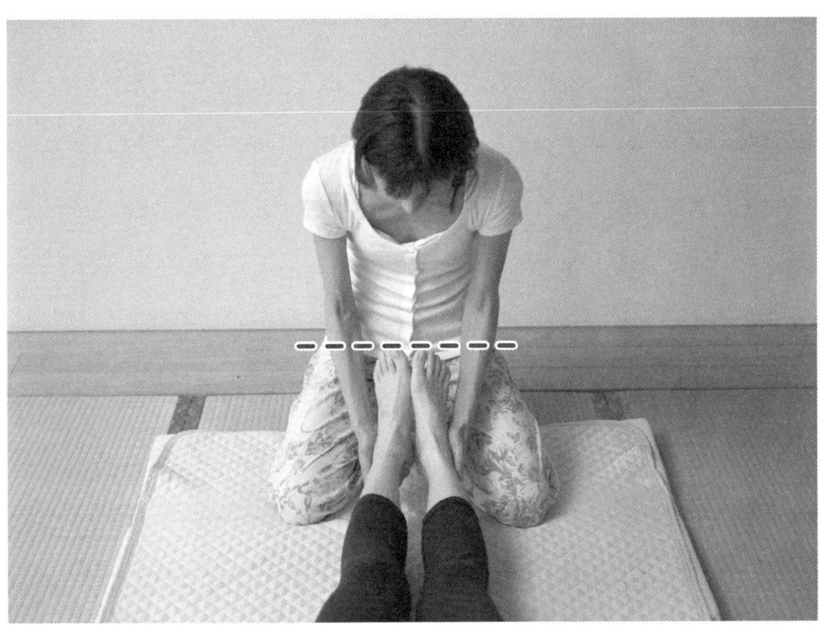

左右の足の長さが、そろったかどうかを確認。

3 股関節をほぐし、鼠径リンパを流す

鼠径リンパは、加齢と共に硬く詰まりやすくなるものです。また長時間のデスクワークでも硬くなりがちな部分です。ここの詰まりを流すことで上半身の血流も改善し、子宮や卵巣の負担も軽減されます。

チネイザンではこのように、リンパもしっかりと流していきます。

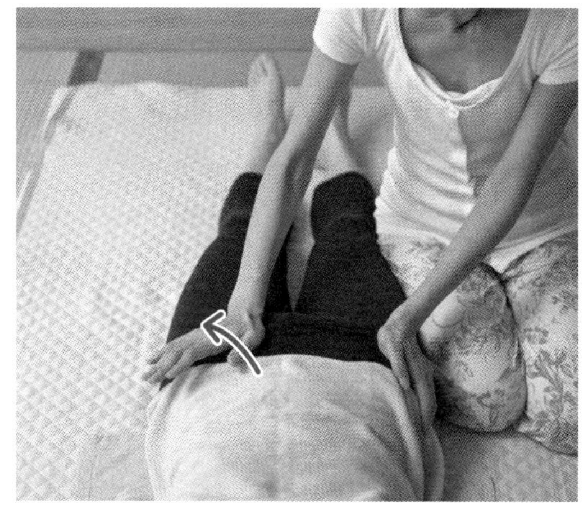

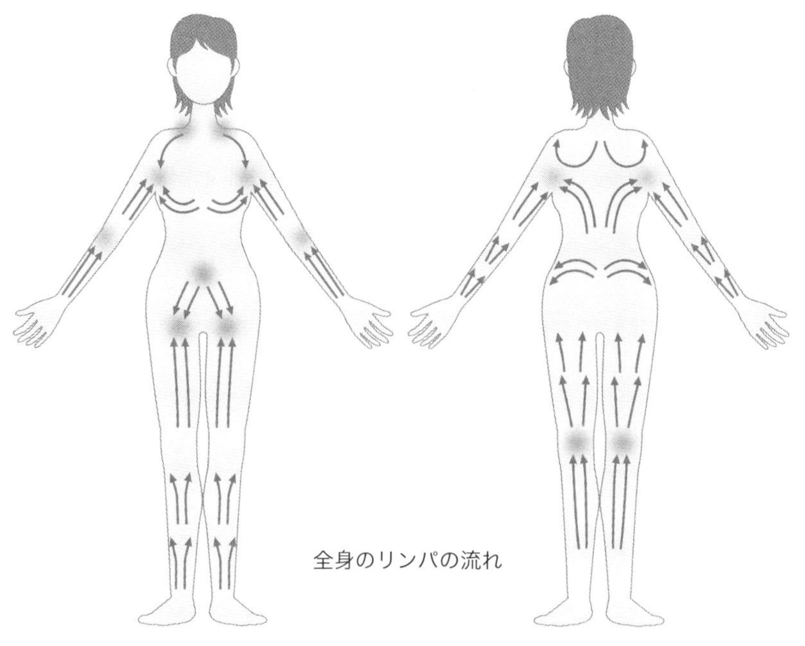

全身のリンパの流れ

4 肋骨のマッサージ

利き手でグーの手を作り、第二関節のとがったところで肋骨全体をほぐしていきます。脇腹はくすぐったい方が多いので、避けてください。骨と骨の間、骨の上など、アプローチするのは全体です。

グーの手で、肋骨の表の面全体をほぐす。

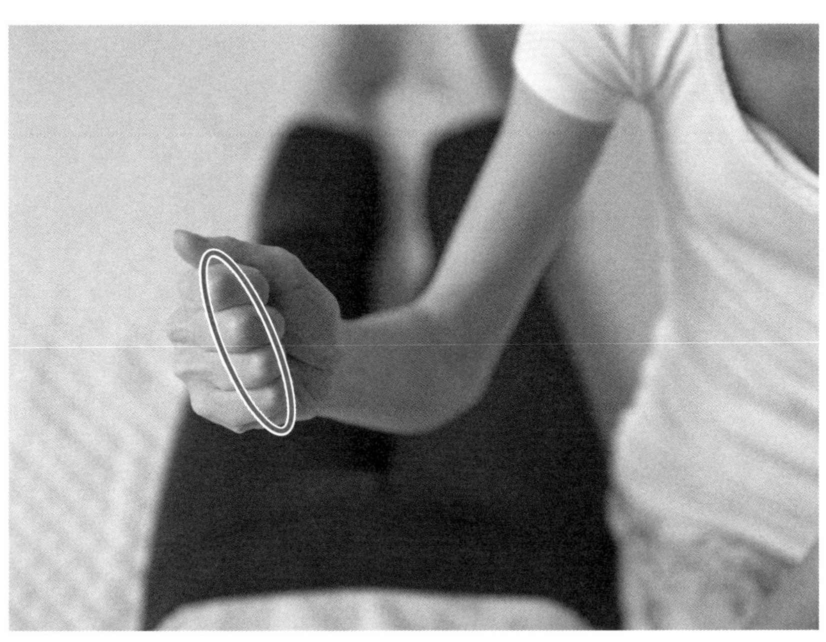

片側ずつ行う。肋骨の端から胸の下、中央までまんべんなく。途中、小粒のコリがあったら、感情が蓄積している証拠。そこに手を当ててほぐしながらクライアントのお話を聞き、コリを流す。

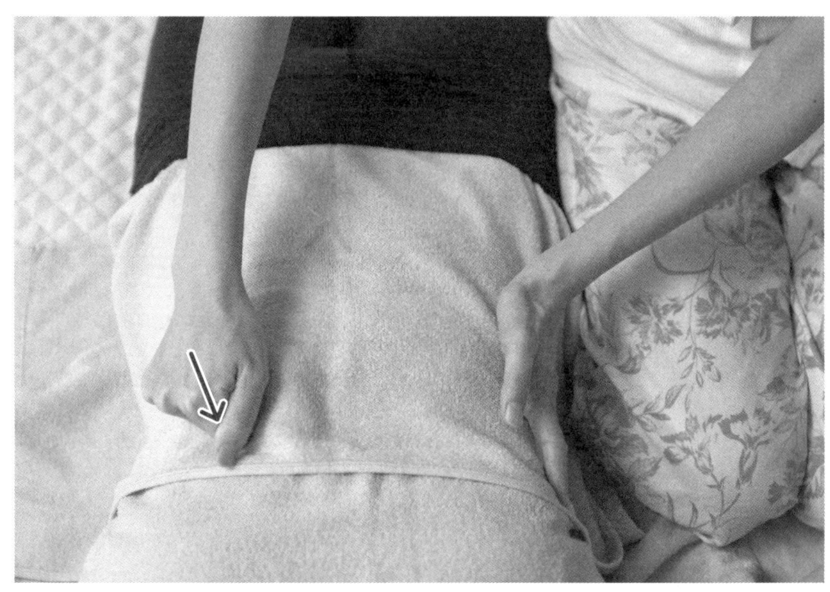

左肋骨も同様にほぐす。

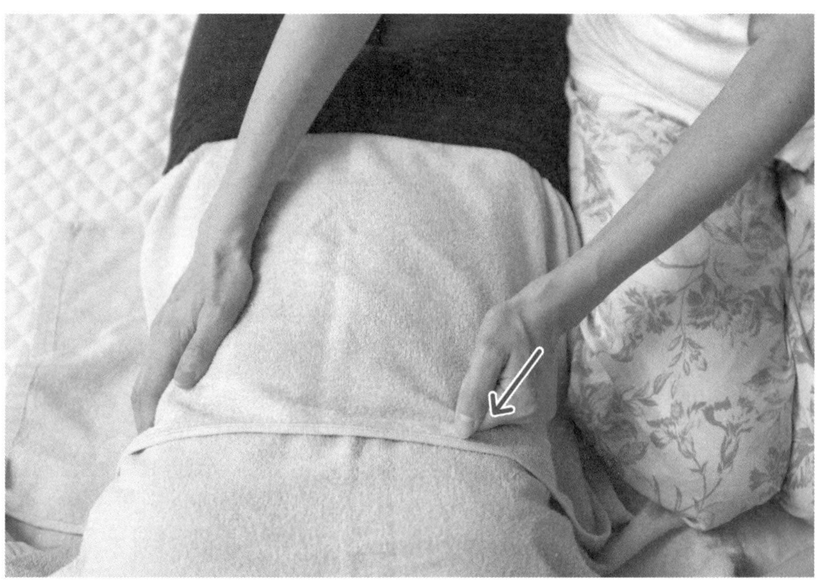

5 鎖骨、デコルテのマッサージ

右と左の鎖骨を探します。鎖骨からブラジャーの下のラインくらいまで、ピアノの鍵盤に見立てて指を広げて、その場所でクルクルと回しながらほぐしていきます。

中央の部分は、両手を重ねて鎖骨の上まで、クルクルとほぐしていきます。

左右のラインを下から上に、円を描くようにほぐしていく。

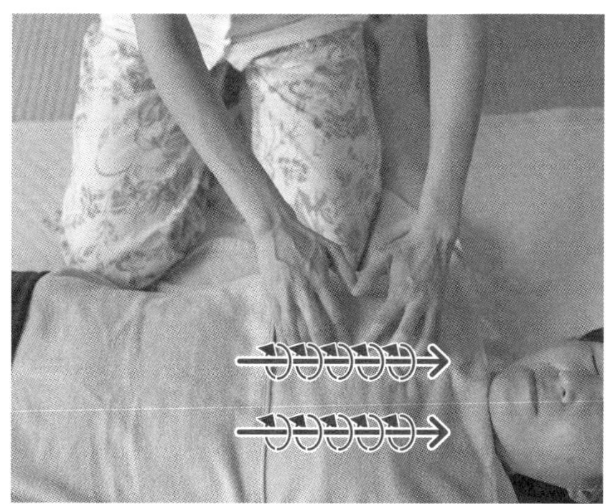

中央のラインは、両手を重ねて行う。肋骨や胸骨をほぐすことで、溜まっていた感情も出ていきやすくなる。

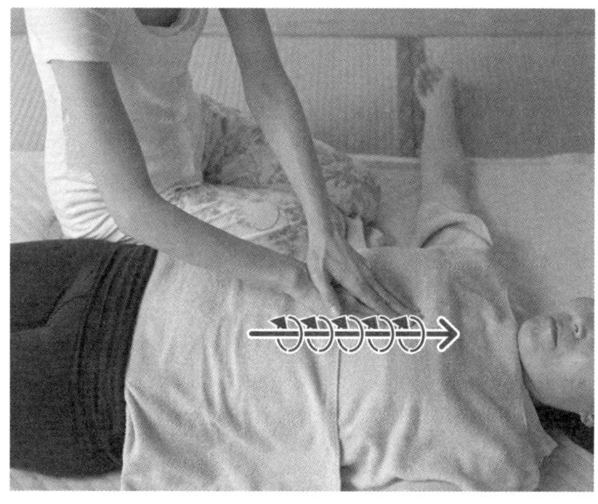

6 腋下リンパのマッサージ

通称「おっぱいマッサージ」と呼んでいます。胸の基底部をほぐしていくことで、乳がんの予防や肩こり、胃の疲れなどが解消していきます。おっぱいのコリも、内臓の不調と深い関係があるのです。

腋下リンパのある脇の下から、少し上に引き上げるようなイメージで、両胸をほぐしていく。乳房基底部からはがしていくように、ほぐすのがポイント。

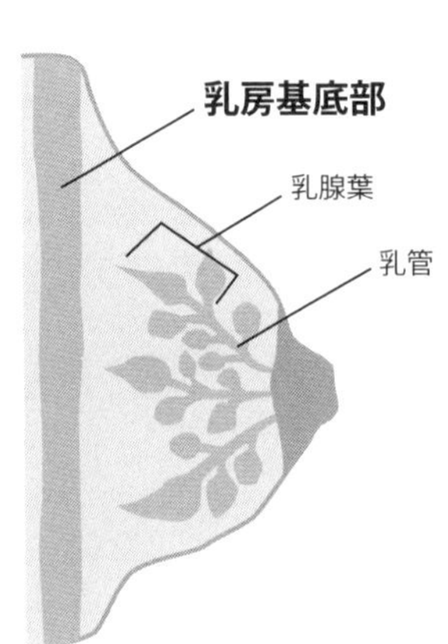

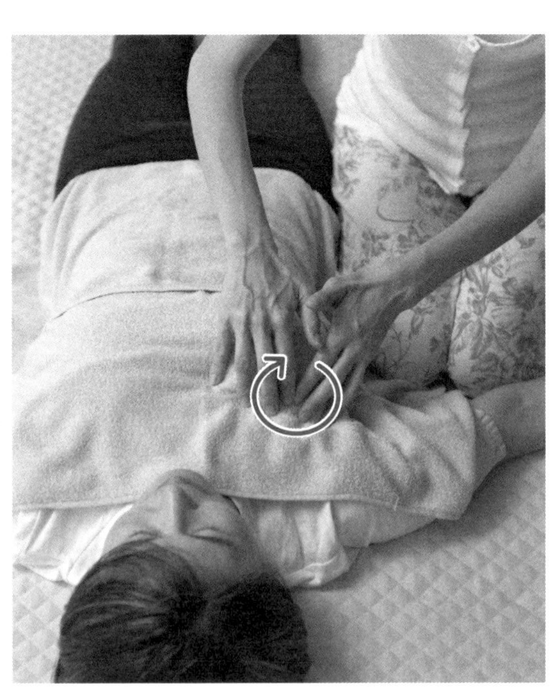

7 肺のデトックス

普段の呼吸では、肺の５分の１しか使っていないと言われています。肺の下部に溜まった古い空気を外に出し、新鮮な空気を吸い込めるように呼吸を促してあげる手技です。

セラピストは、クライアントをまたぐ姿勢で準備をします。

両手で肋骨をカバーする。肋骨の可動域をまず調べる。斜め45度の角度で下に下げるように肋骨を動かす。続いて、自然呼吸で２回ほど呼吸をしてもらい、その後、肋骨に圧をかけて下に沈ませる。

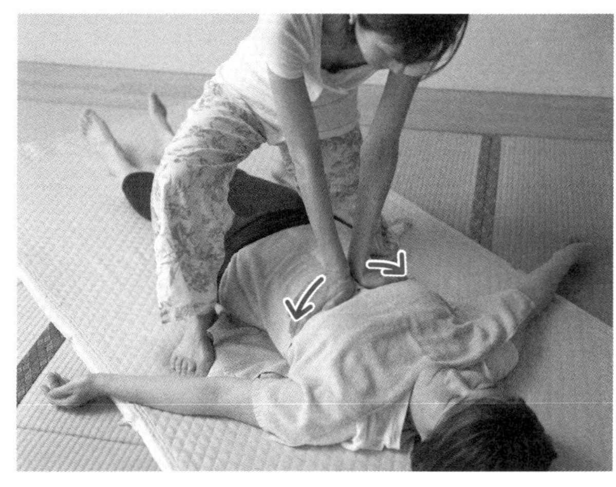

最後、小さく息を吸ってもらい、「吐いて、吐いて、吐ききってー」と声をかけて肺の中に入っていた呼気を全て吐き出してもらった後、「吸ってー」と声をかけながら圧を抜く。

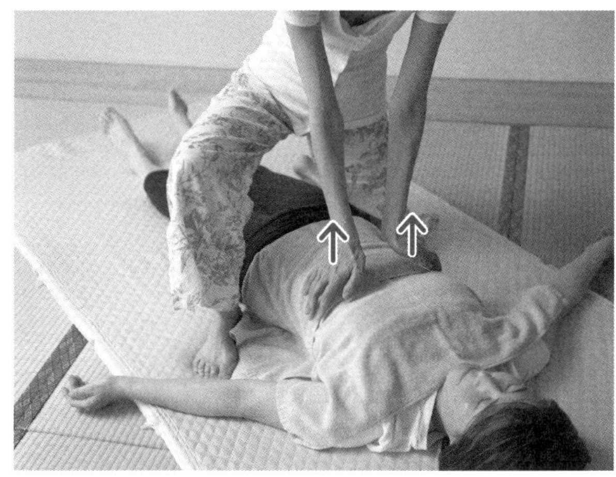

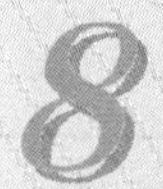 頭部マッサージ

頭部のマッサージは、頭痛や肩こりのひどい方には長めに行いましょう。頭部への施術の時は、頭にタオルをかけるとよいでしょう。

①クライアントの上部に座る。

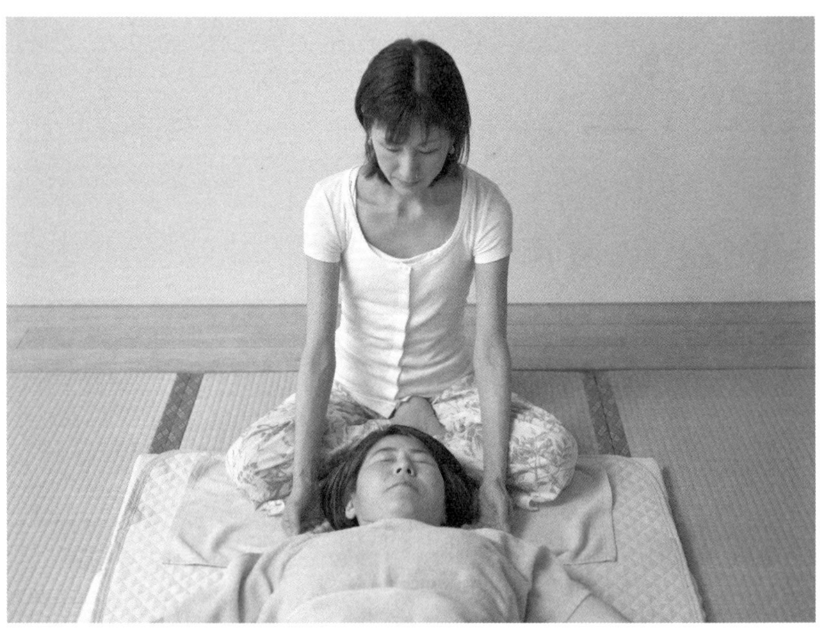

②始めに、手根で肩をほぐしていく。クライアントの首の根元から肩の先端に向けて、左右交互にゆっくりと圧をかけていく。始めは手根で、次は母指で行う。

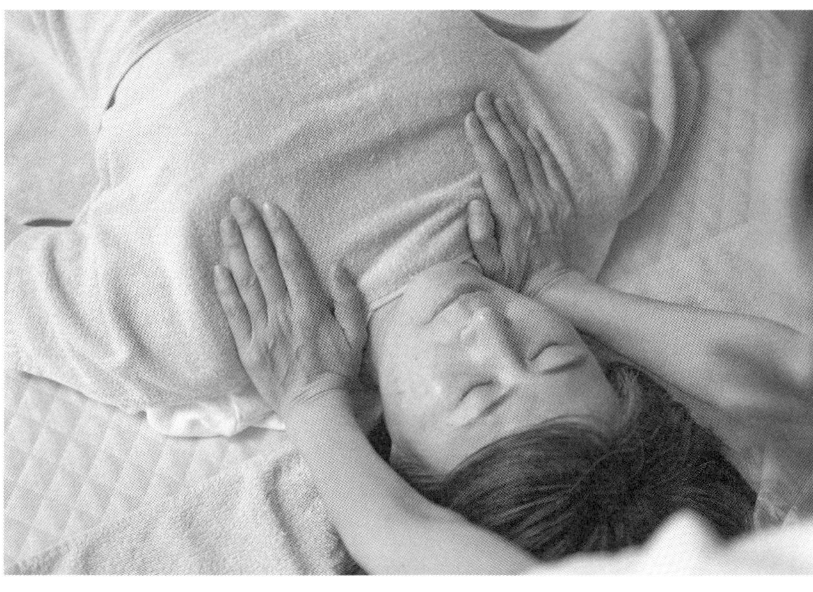

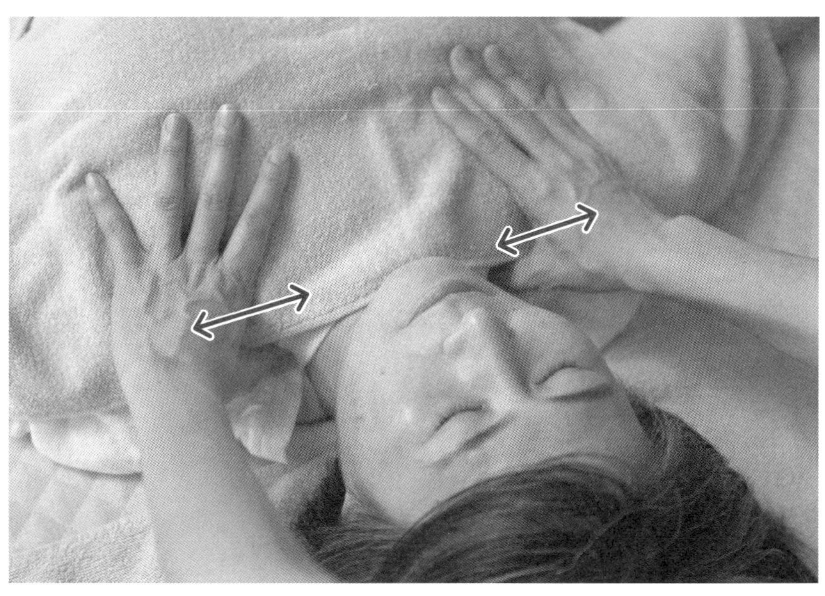

③続いて、首を指４本で持ち上げるようにほぐしていく。耳までできたら、今度は髪の生え際をほぐす。後頭部のコリも一緒にほぐしてあげよう。

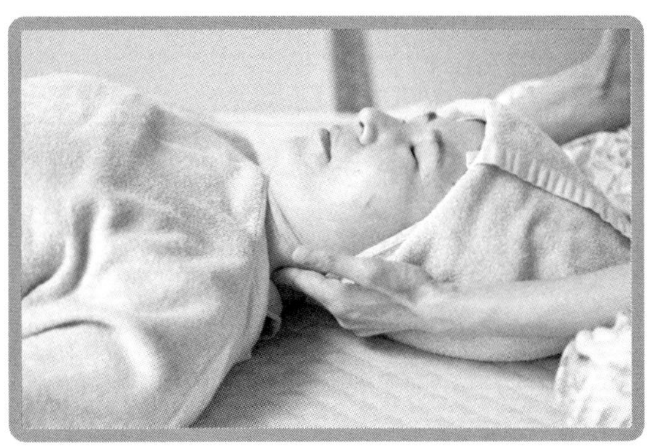

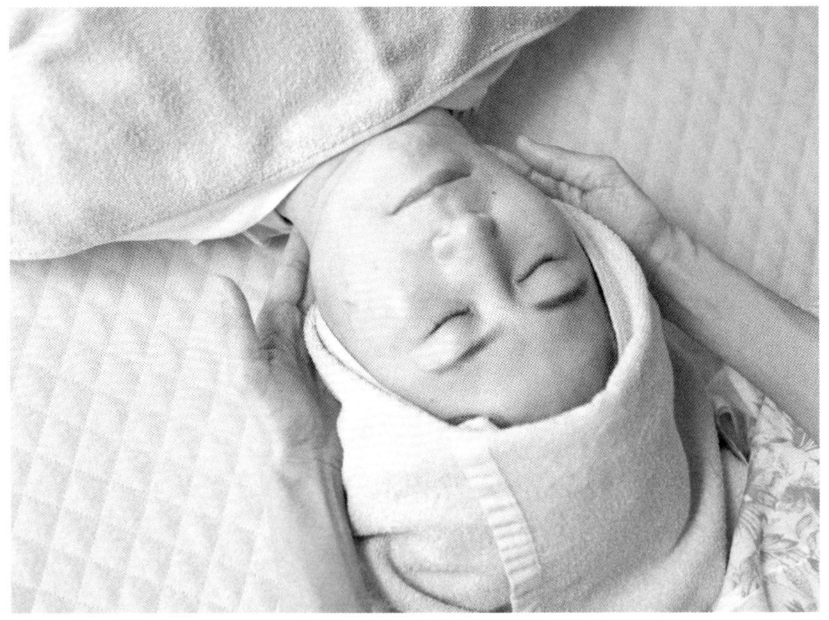

④次に使うのは親指。髪の生え際から頭頂のツボ「百会（ひゃくえ）」に向けて、丁寧にほぐしていく。最後に、髪の毛から邪気を払うように、毛先に沿って手を抜く。

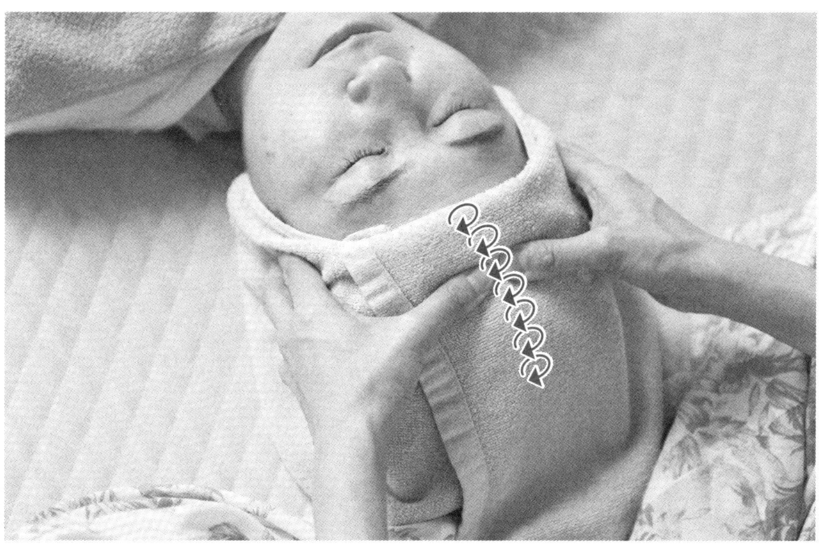

Column 邪気と体内の老廃物

邪気とは、①人に害を与えようとする心＝悪意と、②病気を起こす悪い気＝悪気、そして③物の怪（け）、この三つを指す言葉です。

チネイザンでは、主に②の「病気を起こす悪い気」を祓いよけます。この邪気は、体内の気の乱れや老廃物、心身の疲労感、そして物理的な老廃物によって生成されます。疲れると体が重くなるのは、疲労感、そして実際に老廃物が滞って起きている邪気によるものだったのです。

体内の気の流れが整って、老廃物も流れていくと、自然と邪気は体外に放出されていきます。さらにチネイザンでは、特に最終過程で目に見えない微細な邪気も払う施術をしていきます。それがいわゆる邪気払いというものです。

神社で祭事を行う際に、神主に榊（さかき）でお祓いをしてもらいますが、その神事に似ていますね。邪気を払って、せいき（精気、生気、正気）をいただくのです。

9 小腸のデトックス

チネイザンの手技の最後の行程です。小腸をしっかりとつまみ上げてから放し、デトックスしていきましょう。

内臓に蓄積していた感情がリリースされて、新しい目覚めを迎える清々しい手技です。

クライアントに向かって垂直に座り、タオルをお腹にかけたまま、小腸をしっかりと掴む。その場所で2～3回、縦に振る。

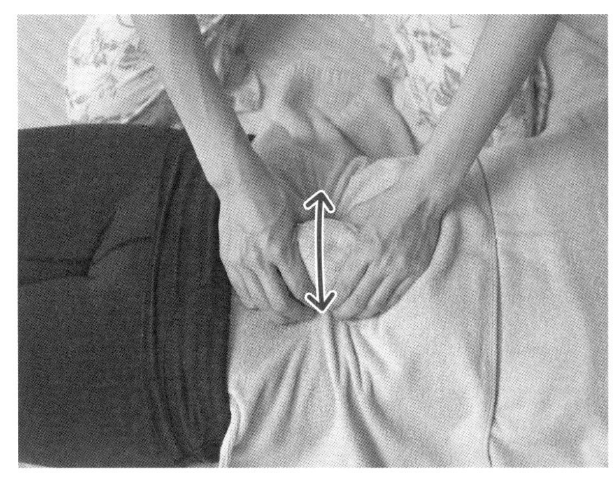

その場でパッと手を放す。この行程を2回ほど行う。贅肉が多くて掴めない場合は、その時に掴める程度で十分なので、回数を多めにしてあげよう。

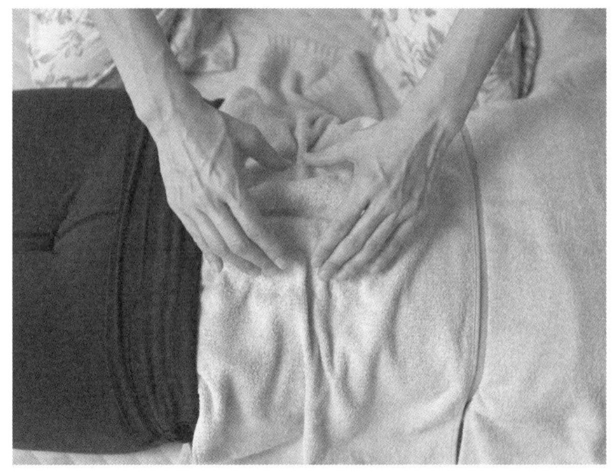

10 仕上げ

クライアントの上空にある邪気を練って、足先に飛ばす手法です。

セラピストは、クライアントの垂直の位置から腰を上げて、膝立ちのような姿勢で行います。２回ほど上空で邪気を練って飛ばします。最後のお祈りは丁寧に…。

①邪気を上空で８の字に練ってから、クライアントの足先に向けて払う。

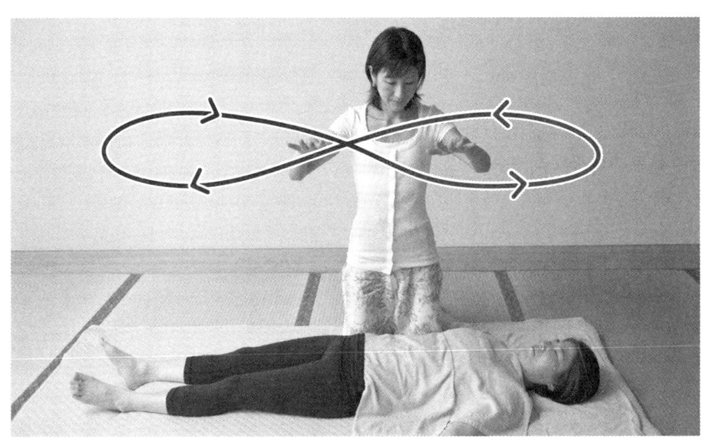

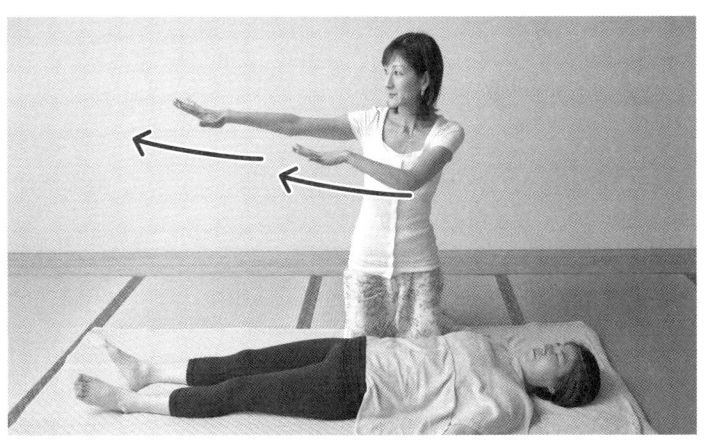

②そして、最後のお祈り。クライアントの真の健康と平和を祈り、静かにセッションを終了する。

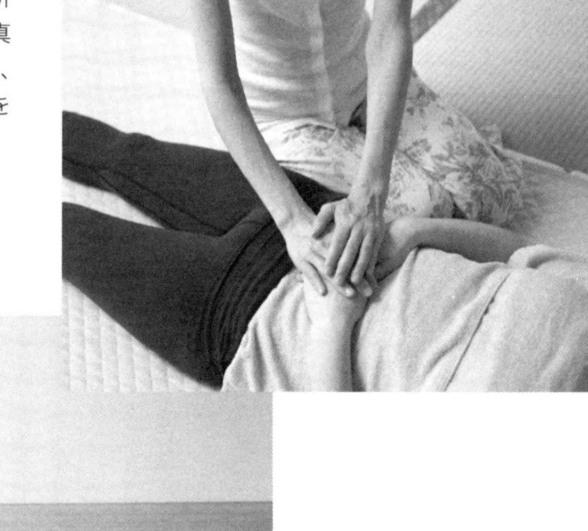

以上が、チネイザンのおよそ60分ほどの手技のコースとなります。クライアントのお腹に触れながら、クライアントの心の奥にある感情を癒やしていく、そんなプロセスを感じられたことと思います。

圧はクライアントの希望に沿っていただいて構いません。強過ぎる圧はかえって腹部の筋肉の反発を生み、思うような施術ができなくなりますので、入れ過ぎには注意です。しかし、あまりにビクビクして弱過ぎる圧でも、思ったような効果が出ません。何回も練習を重ねていくうちに、心地よい圧を見つけられると思います。

チネイザンという施術に魂を入れるのは、他でもないセラピスト自身です。ご自身の手の平の力を信じて、クライアントの感情や吐息を感じるように、施術を楽しんでくださいね。

また、回数も必要に応じて変えていただいて構いません。

Part 7 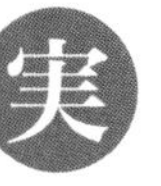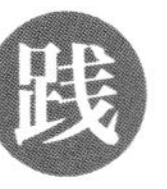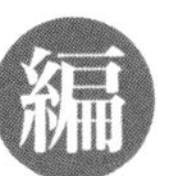

痩せたい方に！スリミング・チネイザン

痩せない原因は内臓機能と「感情」かも

ダイエットをしても、なかなか痩せない場合、内臓の機能と共に内臓の位置が悪い可能性があるでしょう。もし、内臓の位置が本来あるべき場所からずれていると、内臓機能の低下につながりますし、内臓も硬くなり、結果、血流も悪くなってしまいます。

また、内臓の下垂や渋滞によりリンパの通り道が詰まってくると、デトックス能力が低下し、疲れやすくなり、免疫力の低下が起こります。

特に注目すべき部分は、腸（大腸、小腸）と子宮周りです。ここは特に流れが停滞してしまう部分なので、しっかりとアプローチしていきましょう。

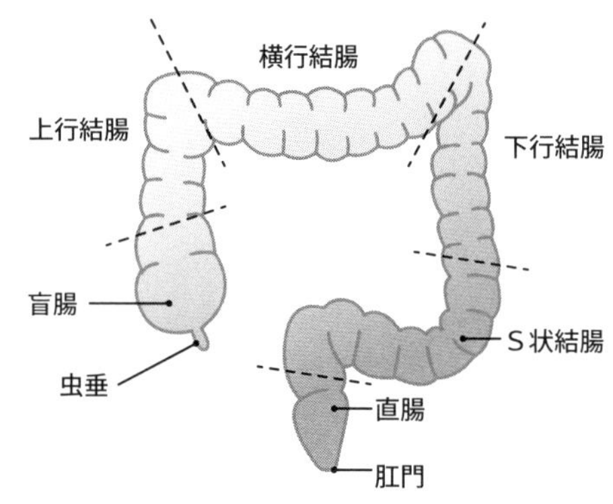

スリミングに重要なのは、まず大腸。

また、本当に痩せられない原因は、未消化の感情にあるとも考えられます。硬かった部分の感情にフォーカスして、カウンセリングしながらマッサージをしてあげましょう。「ここは肝なので、イライラが溜まっていましたね。何か思い当たることなどありませんか？」などと、具体的に場所と感情をお伝えすることをおすすめします。

イライラしている人が太りやすいのもうなずけます。「イライラ＝感情の詰まり」によって、脂肪の代謝も悪くなります。痩せたい方には、今すぐ肝のチネイザンと感情のデトックスをしてあげましょう。

お腹の詰まりは感情の詰まりです。その感情を流して、クライアントのお腹を「幸腹」に変えていってあげましょう。

①大腸を元の場所に戻し、柔らかくする手技。大腸の位置を確認し、その四隅の位置を刺激して柔らかい状態に戻しつつ、おへその方向に戻していく。まずは、肝のある右肋骨の位置から。肋骨の際に両手をガシッと入れて、軽く揺すりながらおへそのほうまで流していく。

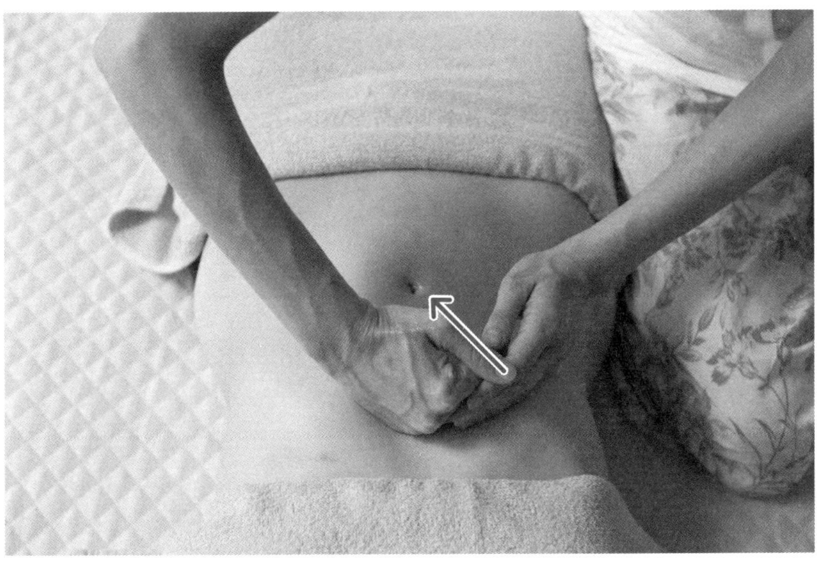

次に、胃のある左肋骨の際に同様のアプローチ。食べ過ぎの方は硬い傾向がある。

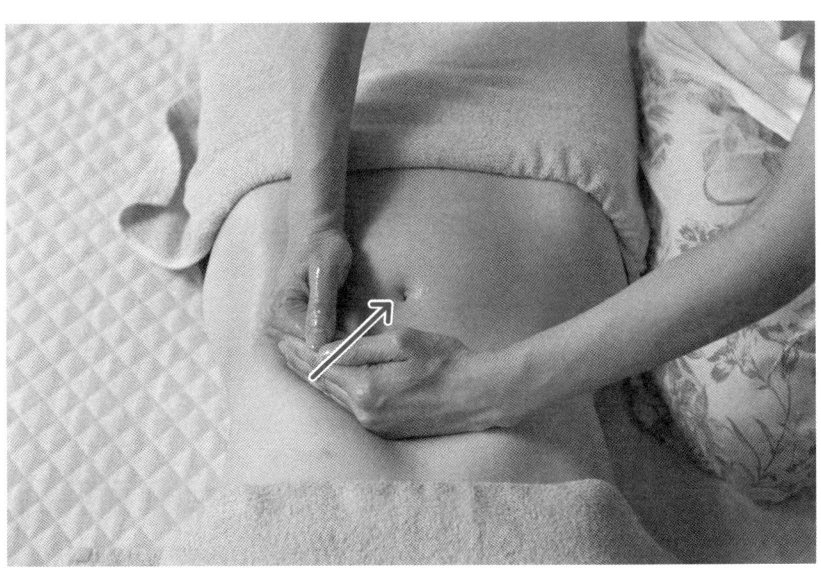

続いて、右腸骨の際。上行結腸の入口は、ガスが溜まりやすいので丁寧に。

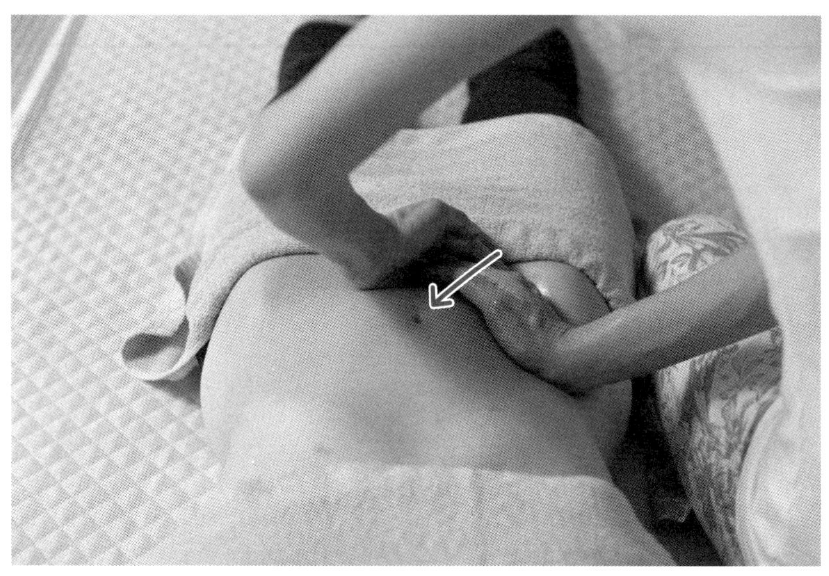

そして、S 状結腸。特に、便や老廃物が詰まる場所なので入念に。

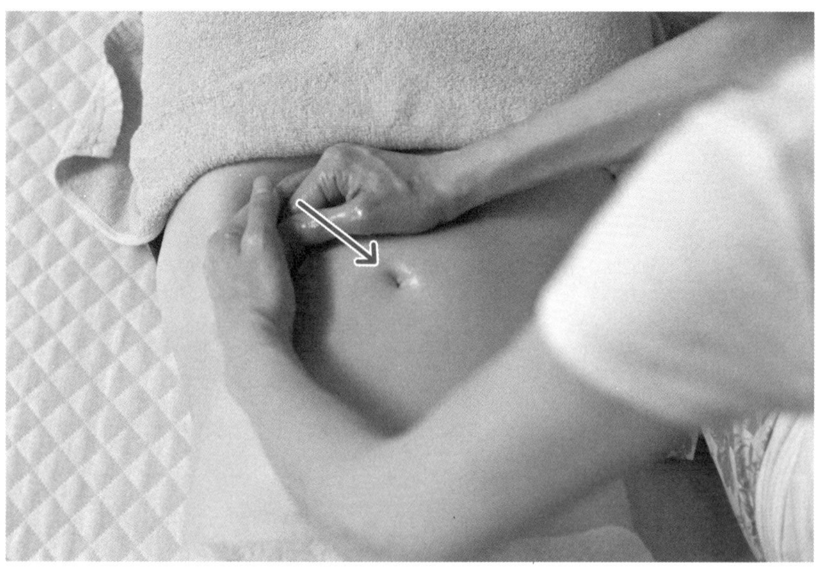

②大腸を耕す。両手を鋭く立てて、大腸をかきわけるように大腸の形に沿って、順に流していく。ガスがあるところは痛みを伴う可能性もあるので、その時は軽く圧を抜いてあげよう。まずは、上行結腸から。

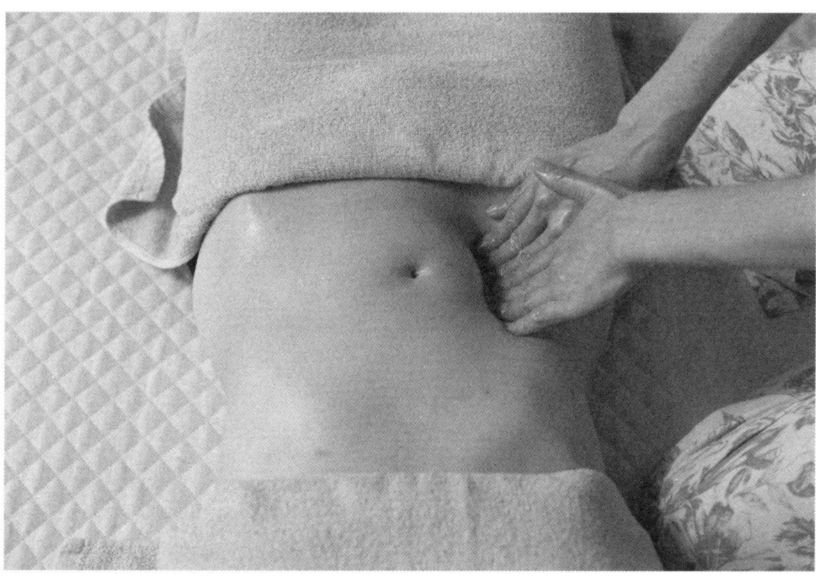

次に、横行結腸。

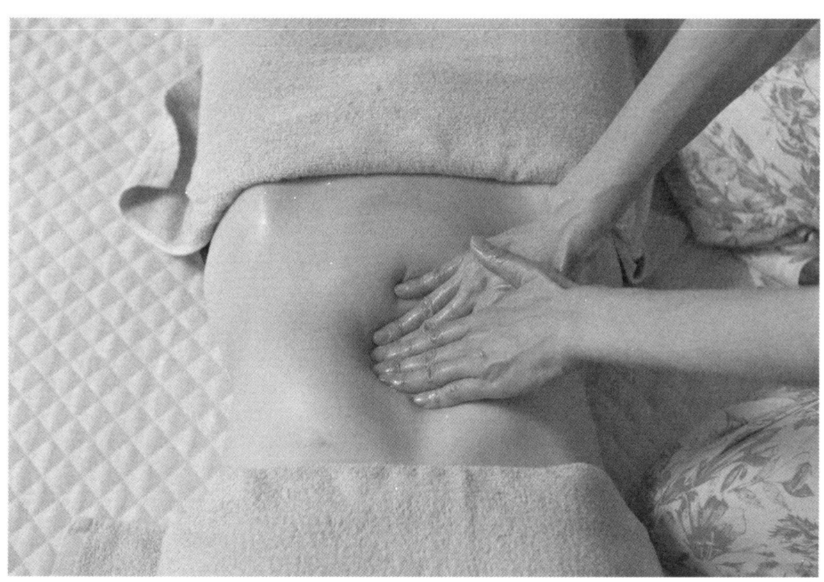

続いて、下行結腸〜 S 状結腸。

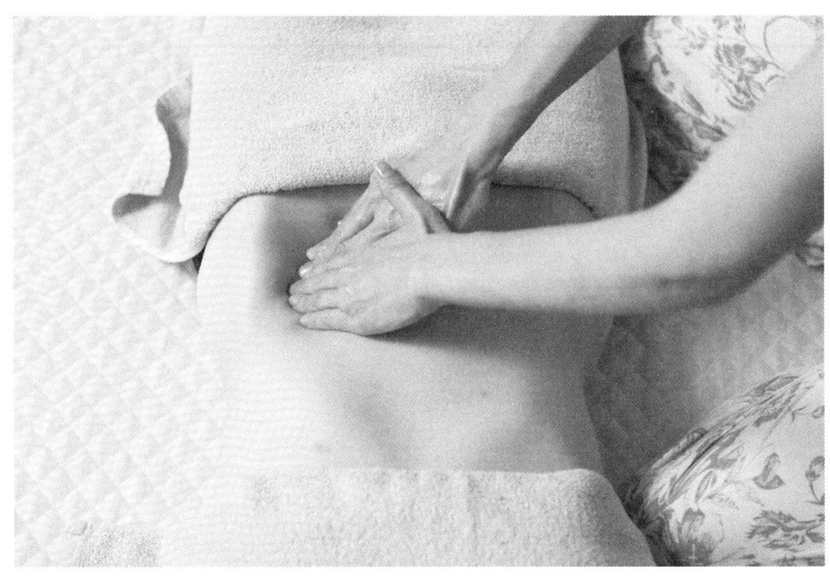

そして、直腸。頑固な便秘は、この手技が特におすすめ。

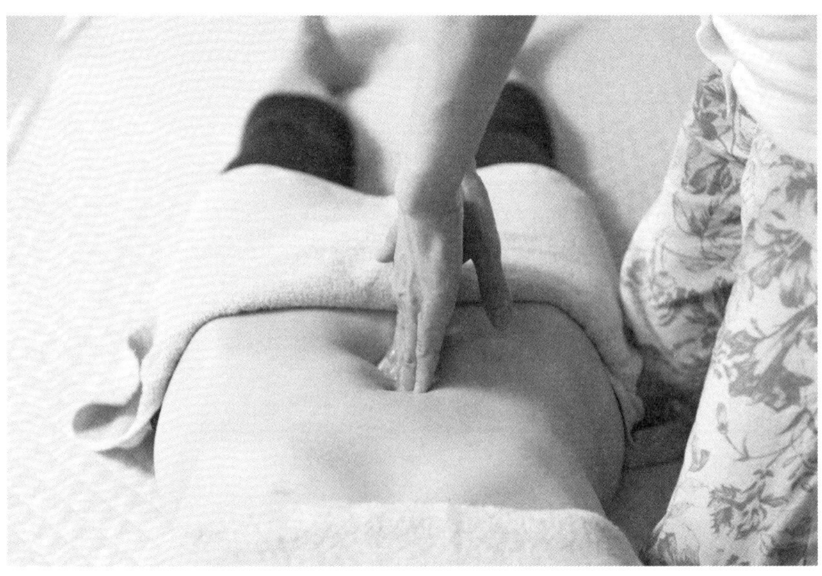

③大腸の形に沿って、チネイザンマッサージする（大腸のチネイザンマッサージ56頁〜参照）。

④子宮と卵巣を元の位置に戻し、柔らかくする。子宮と卵巣を丁寧に、おへそのほうに引き上げて上げていくと、他の内臓下垂も引き上げられ、骨盤内の血流量が増える（子宮、卵巣のチネイザンマッサージ73頁〜参照）。

⑤ダイエットの要である肝臓と胆嚢の機能を高める。胆汁が上手く小腸内に分泌されないと、油脂の腸内での分解が遅くなり、便秘になり身体に脂肪がつきやすい体質になる。
まず、肝臓はがしから。右肋骨の上に左手を置き、右手を肋骨の内側に差し込み入れる。肋骨からその真下にある肝臓をはがすように深く手を入れる。

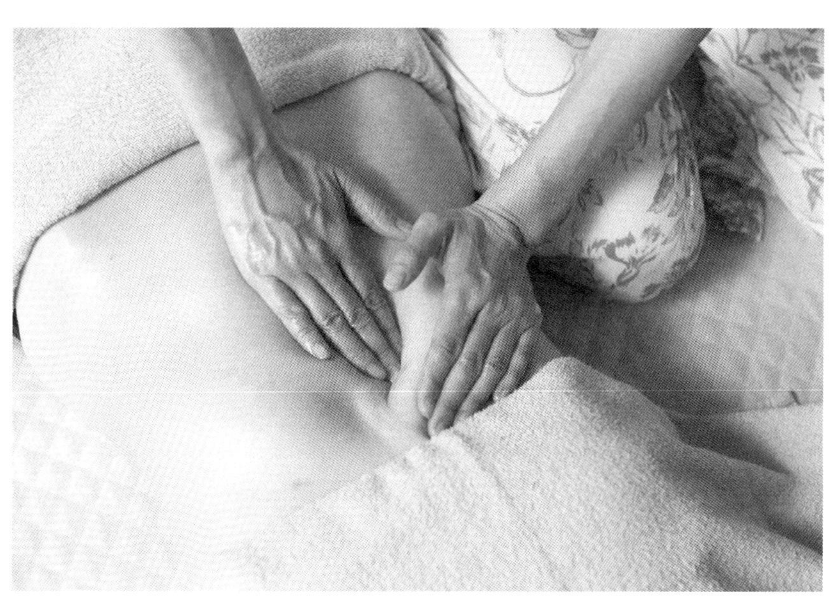

おへその方向にらせんを描きながら引いていく。肋骨の内側のパートを三つくらいに分けて、3回ほど行う。加えて、肝臓のチネイザンマッサージ（64 頁参照）の施術も行う。

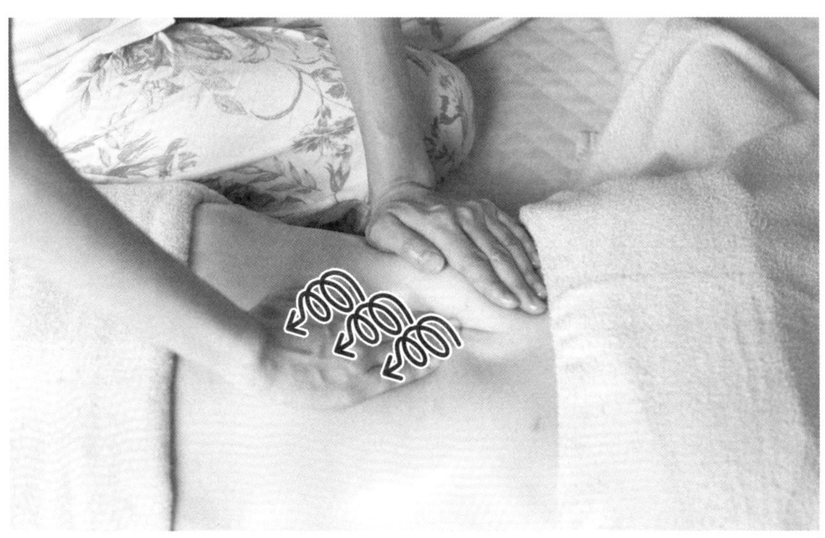

次は、胆嚢の上に両手を重ねて置き、クライアントに息を吸ってもらってから吐く息の時に深く手を入れていく。もう一度吸って吐いてもらい、吐ききったら、手をバイブレーションして、バイバイの手のように胆嚢の位置から手を離していく。

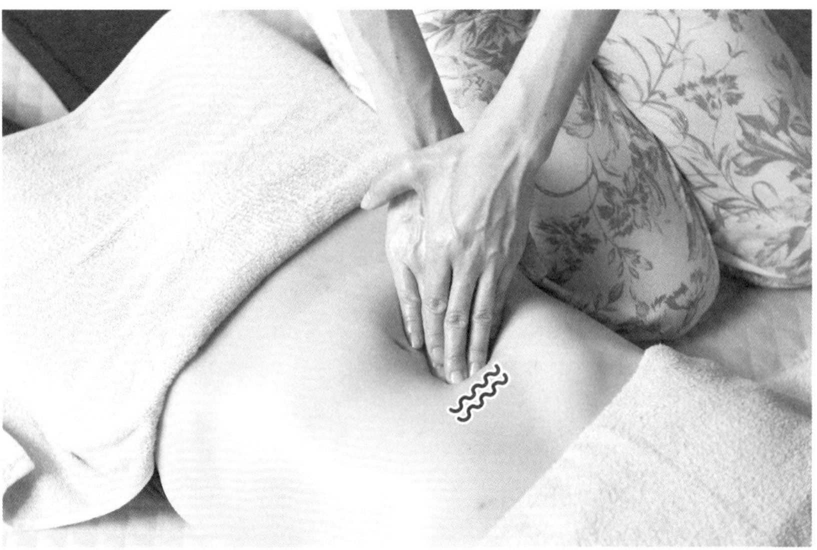

⑥鼠径リンパを流していく。座り仕事が多い方は特に詰まりやすいので、念入りにほぐす。
グーの手で行う。鼠径部から下腹部の詰まりを流すように、グーの手を下から上に引き上げていく。始める場所はどこからでもよい。上行結腸側からＳ状結腸の側まで行ったり来たりし、シャベルでお腹を掘るように、両手で少し圧を加えて引き上げていく。腸が柔らかくなるのを実感できる。

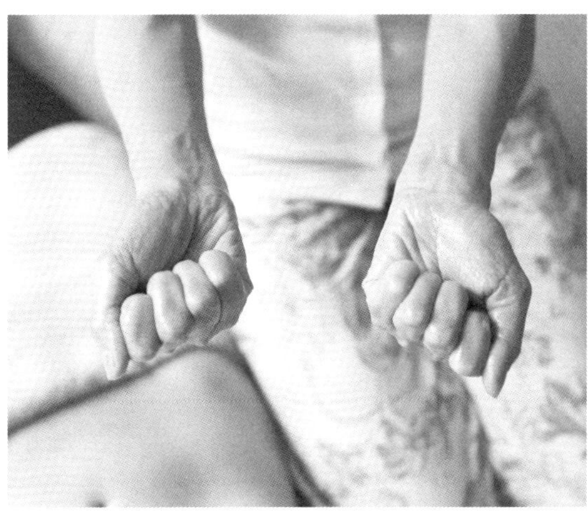

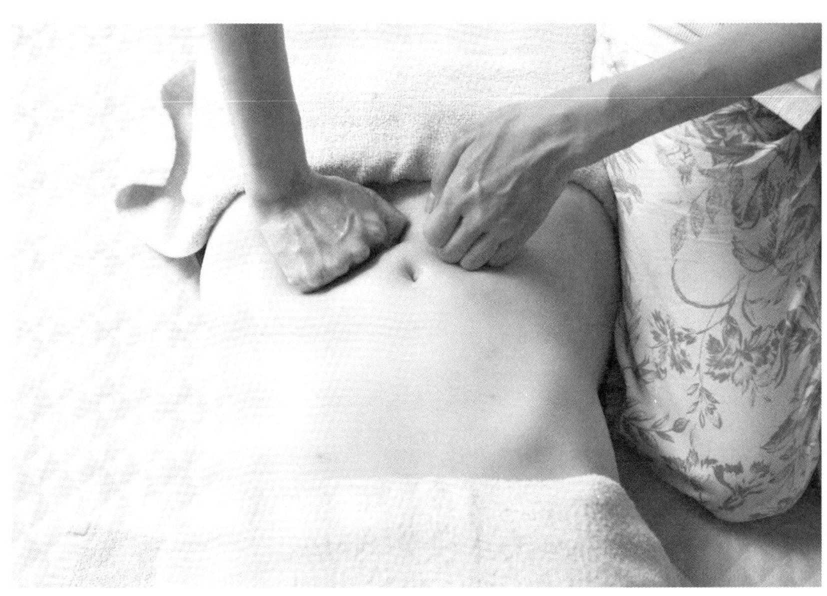

⑦最後に、お腹全体をゆっくりと円を描くようにマッサージして終了。

Part 8 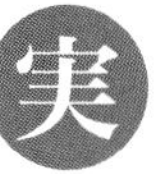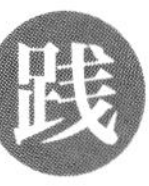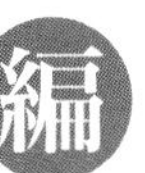

妊活・産後のケア

腎から五臓を整え、新しい命を生み出す

「本来あるカラダに戻す」。これがチネイザン的「子宮&卵巣ケア」の目指すところです。

「子宮」と「卵巣」は、東洋医学では「腎」というカテゴリーに入ります。「腎臓」「膀胱」とペアで動いている臓器になります。これらが整っていないと、生理不順、PMS、更年期障害、など婦人科系のトラブルが引き起こされることとなります。

通常の不妊治療や更年期障害の治療、婦人科系の外科手術などは、主に「子宮」「卵巣」の直接的な臓器のケアになります。しかし、チネイザンでは東洋医学の考えに基づき、「腎」を正常に機能させることを目指します。

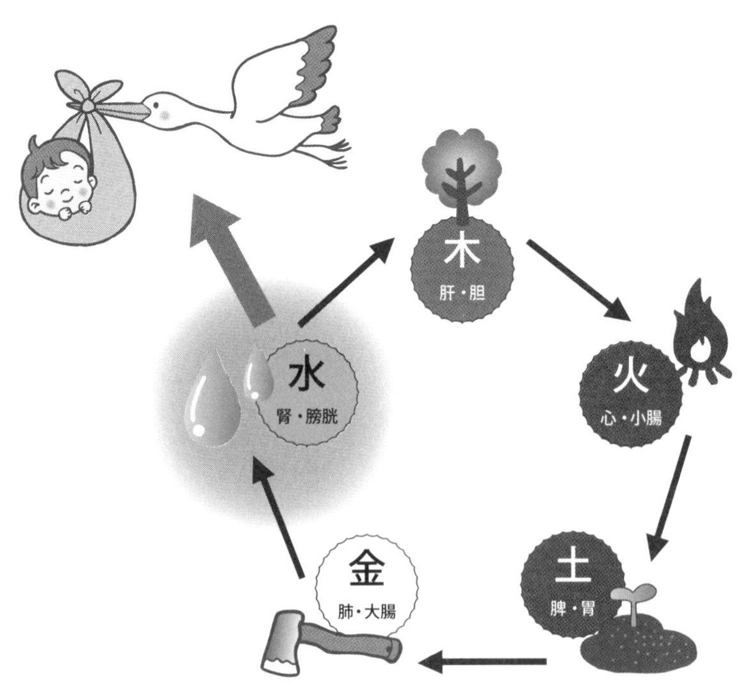

腎は、「五臓」の最後にある臓器でもあります。肝、心臓、脾、肺、腎という並びで、他の臓器を整えることによってエネルギーが循環し、次なる命を生み出せる余力がある状態になるのです。

妊活のチネイザンは、本書Part3、Part4でご紹介した施術でお腹をほぐしてから行うと、特に効果が上がります。

適したタイミングは、生理の後から排卵日まで（自然に排卵を促す効果）や、排卵日後から性行為を行う前まで（受精を高め、着床力を上げる効果）です。特に、性行為の前に施術を受けていただくと、より効果があります。性行為の後は、しばらく施術をさけてください。妊活中は「次の生理が来たら、また施術を受けていただけます」とお伝えください（生理が来るとがっかりするお客様も多いので、言葉には注意しましょう）。

Column 妊活や婦人科系に関わる東洋医学の腎とは？

東洋医学でいう腎は、腎臓のみでなく、内腎・副腎・外腎の三つを指します。内腎・副腎はそれぞれ、腎臓・副腎にあたります。解剖学的に見ると、副腎は腎臓の上に乗っかったかたちで存在します。外腎は、泌尿生殖器です。つまり女性では子宮・卵巣および膀胱など、男性では睾丸などを指します。

そして、腎を弱らせる一番の原因は、ストレスです。これが結構知られていない現実です。

妊活も続けていくと高額な費用がかかり、日程的にもまた夫婦間のストレスになり、妊活自体がストレスになり、やめたら子供を授かったというのはよく聞く例です。

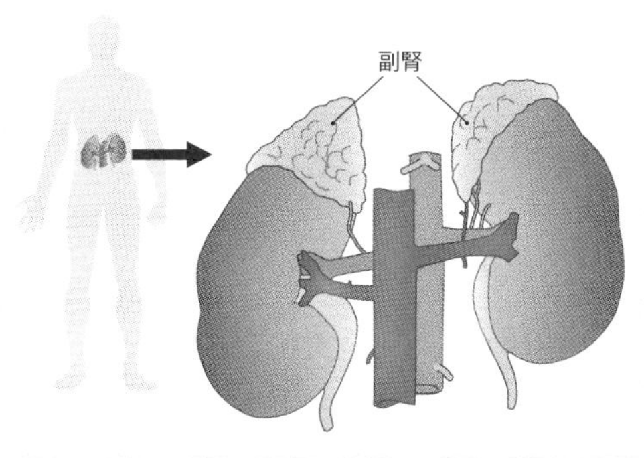

①妊娠しやすい体作りには、まず「血の巡り」を良くしてあげることが大切。まずは、ふくらはぎの血の通り道（肝・胆の経絡）の刺激から始めよう。

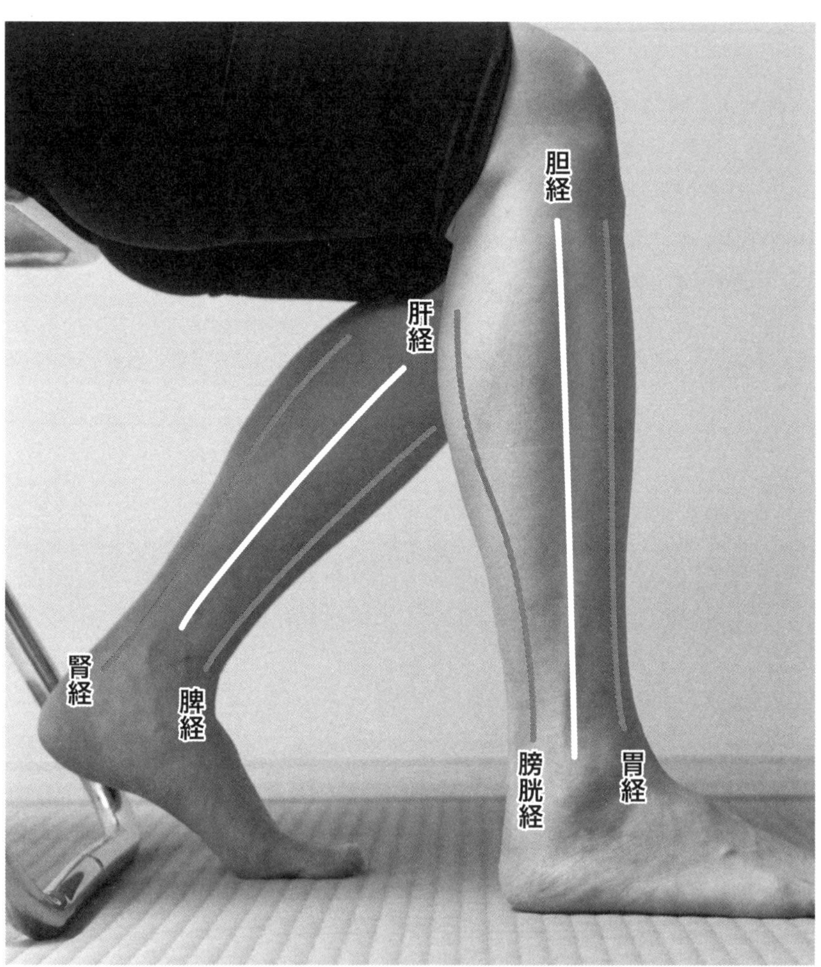

■タイ古式マッサージの手法

肝・胆の経絡に刺激が入るように、親指・四指の圧をしっかり入れる。

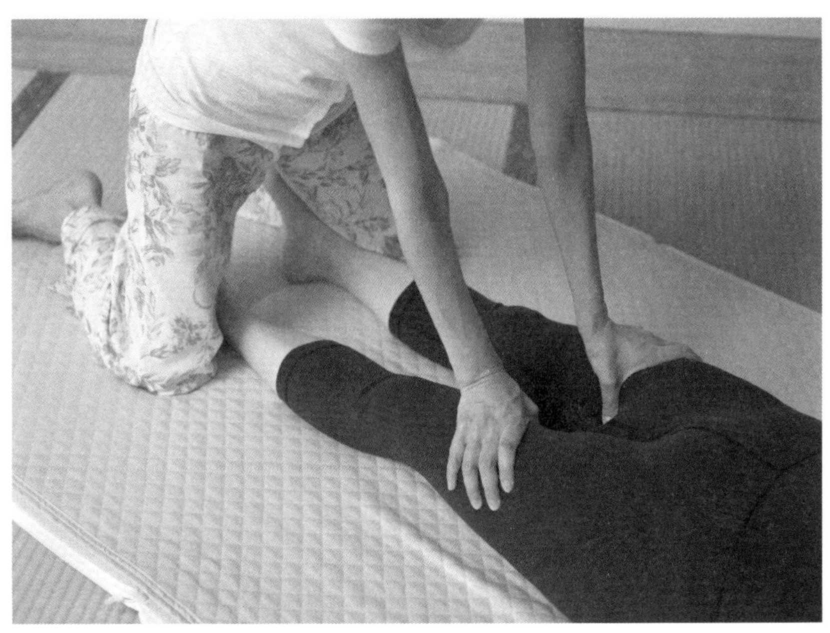

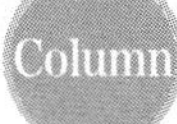

Column 妊活・産後ケアに効果的なアロマオイルは？

妊活のためのチネイザンでおすすめのアロマは、イランイラン、ゼラニウム、ローズです。また、生理不順やPMSには、クラリセージ、サンダルウッド、ローズマリーが良いでしょう（受精前後～妊娠開始からは使用禁忌）。

そして産後には、ネロリ、イランイラン、ゼラニウム、ラベンダー、等々がおすすめです。

他にもおすすめのアロマはたくさんあるので、お客様のお好みに応じてアロマオイルでチネイザンの効果を高めてくださいね！

■バリニーズの手法

クライアントの足の横に座り、左右の手で交互に足をほぐしていく。特に親指にしっかり圧を入れてほぐす。足首からスタート。

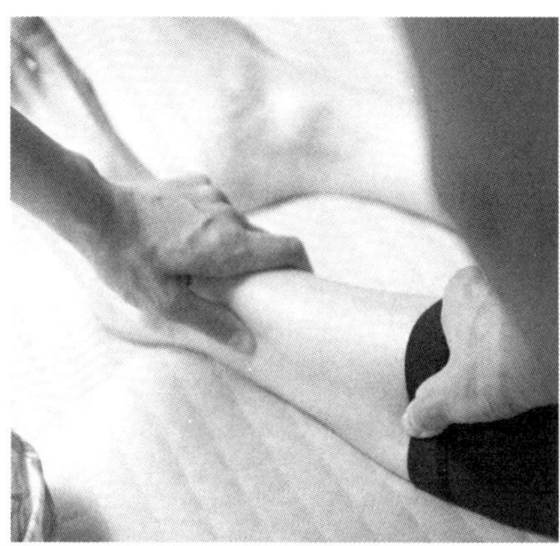

ふくらはぎへ。

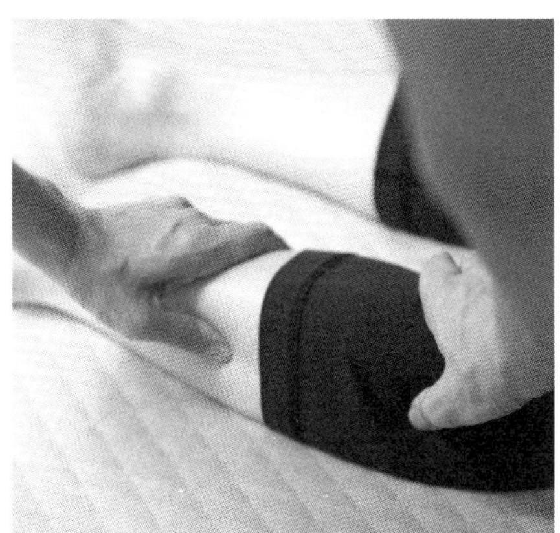

ふくらはぎから太ももへ。

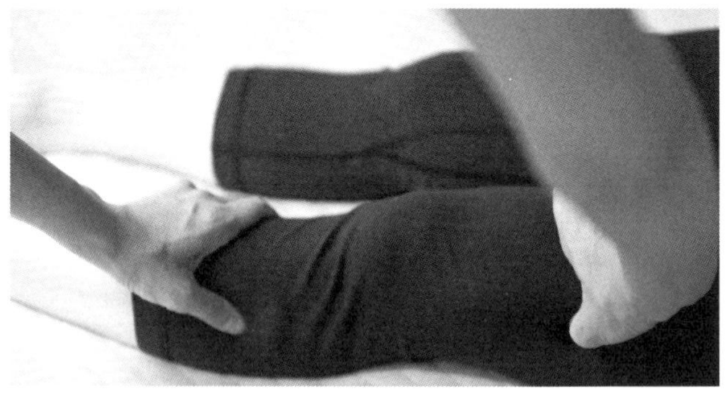

太ももまでいったら、足首まで帰ってくる。

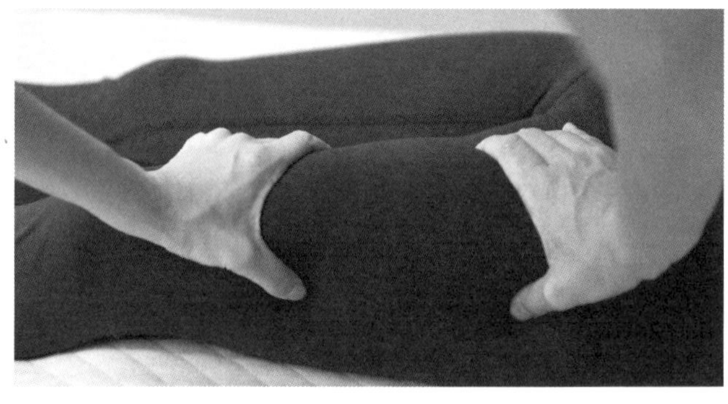

②次に、かかとの反射区もマッサージし、卵管を通す。ここからの施術は、妊娠がわかった時点からは控えること。

A：子宮・卵巣の反射区の周りを親指で丁寧にほぐす。トラブルをお持ちの方は多少の痛みを伴うので、「イタ気持ちいい」程度の刺激で行う。片足ずつ２〜３分ほど。

子宮の反射区をほぐす。

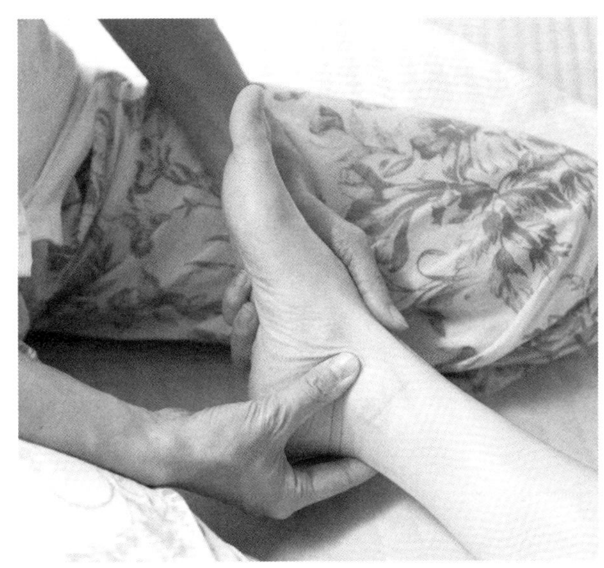

卵巣の反射区をほぐす。母指の第一関節が使いやすい。

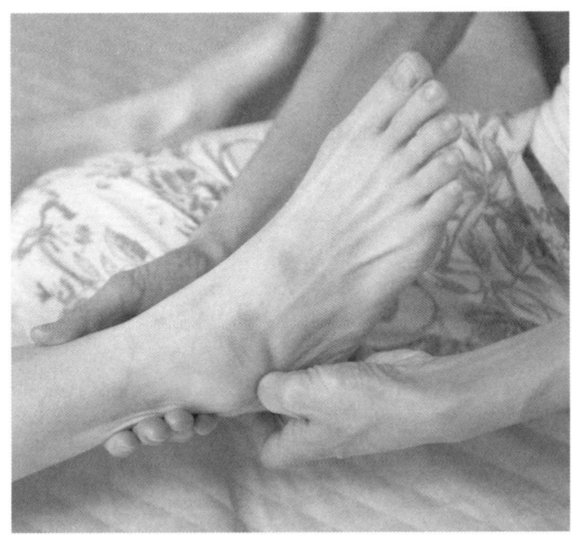

B：続いて、卵巣側から子宮側へ。親指でなでるように刺激を加え、詰まりを流していく。この部位は卵管の詰まりに相当するので、PMSや生理トラブルの方に特におすすめ。片足ずつ2～3分ほど。

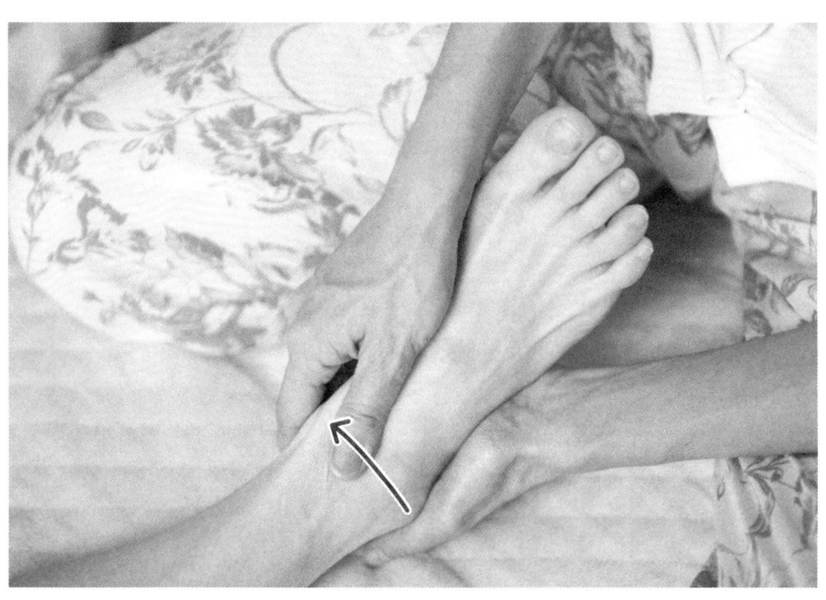

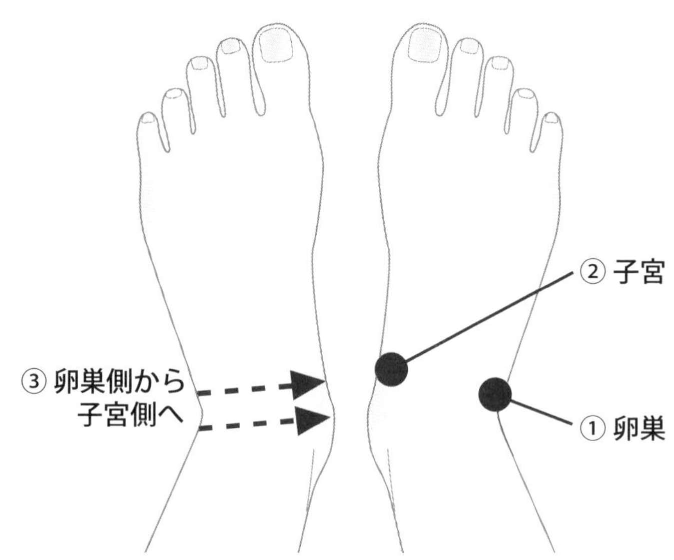

③次は鼠径部。鼠径部のマッサージは、下半身の冷えの改善、子宮・卵巣の血流改善、性欲の回復、脚やせ、腰痛改善など、さまざまな効果がある。手根で柔らかく丁寧に、鼠径部の詰まりをほぐす。

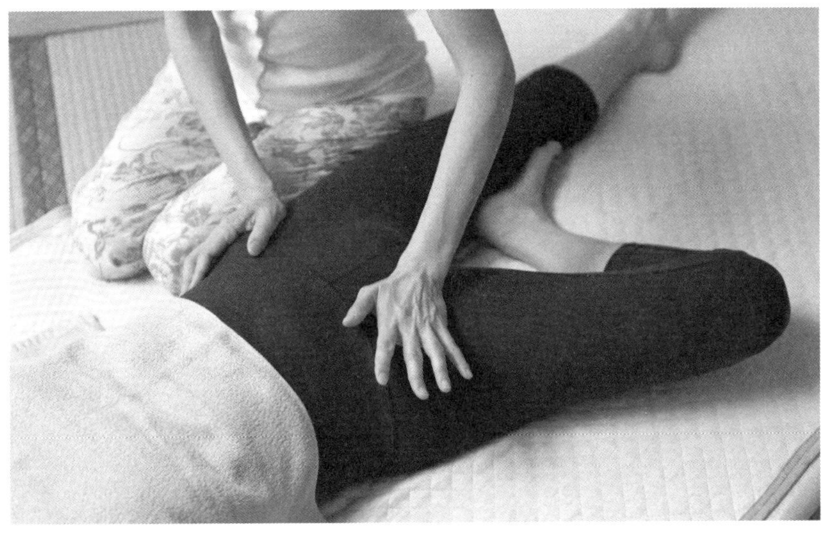

続いて、エルボーで少し圧を加えてらせん状にほぐしていく。手根とエルボーをセットで、片足ずつ３分ほど行う。始めはビーフジャーキーのような硬さでも、徐々にほぐれて柔らかくなる。

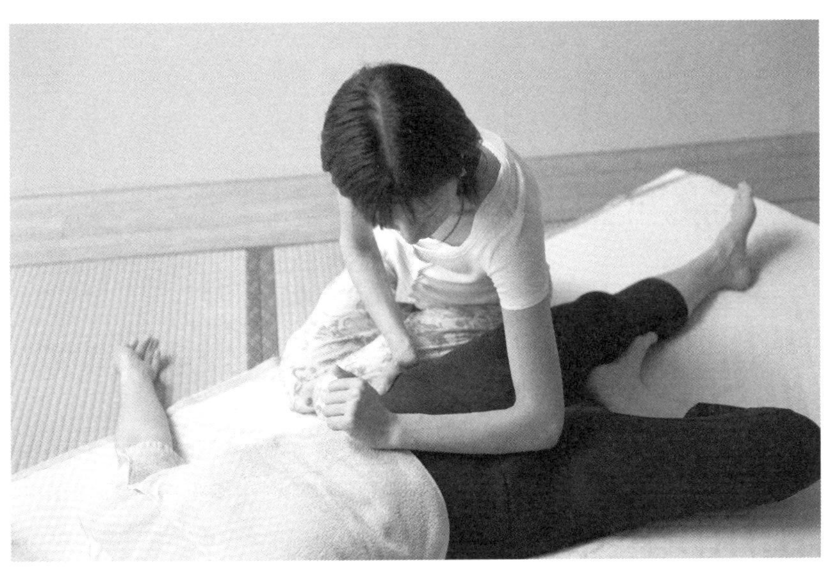

④続いては、オイルを用いた子宮卵巣へのアプローチ。

A：子宮と卵巣の位置を確認し、クライアントに伝える。

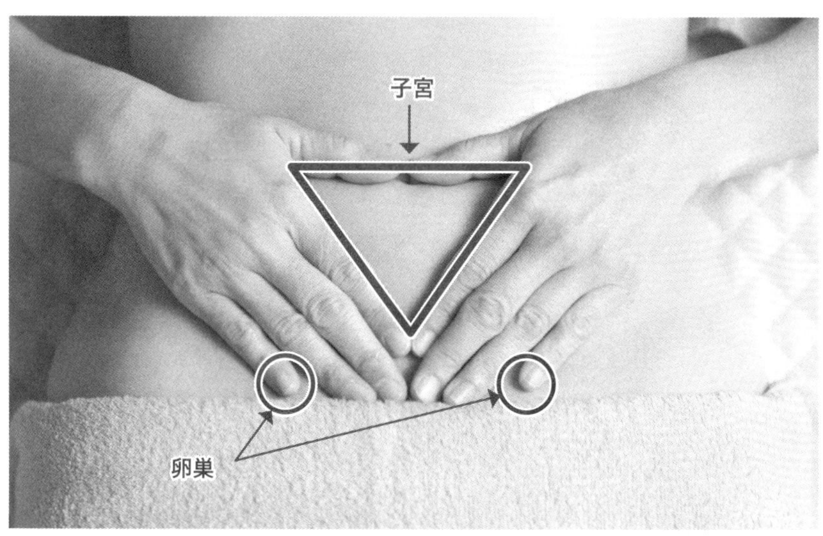

かかとの施術などで痛みを感じる方は、卵巣の位置がずれていたり、卵管が捻転していたり、子宮が後屈している場合が多いので、それらの場所をチネイザンで元に戻していく。子宮、卵巣のチネイザンマッサージ（73頁～参照）。写真のような施術姿勢で、太ももと膣の緊張を緩める。

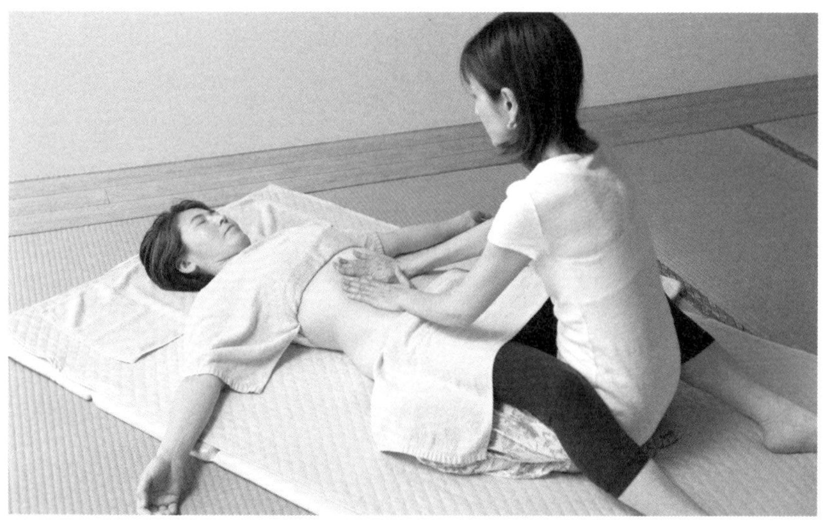

B：親指を交互に動かし、鼠径部から右の卵巣を上に引き上げていく（×3〜5回）。

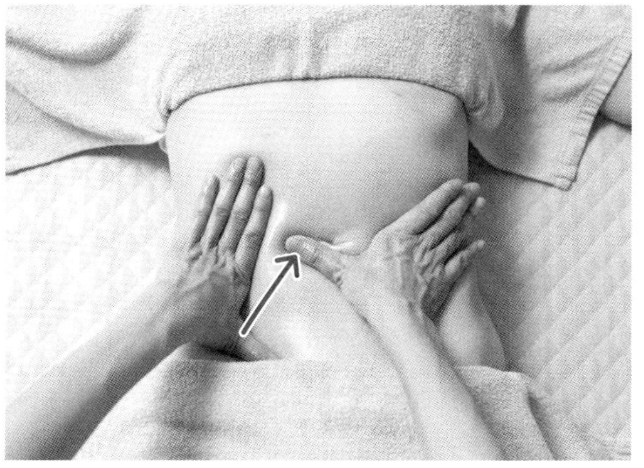

同様に、左の卵巣を引き上げていく。

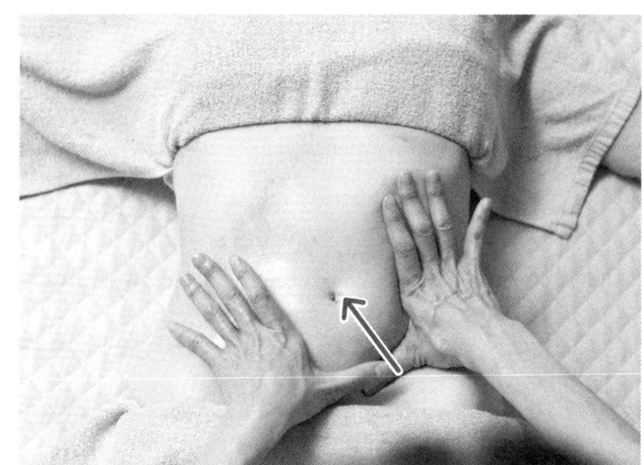

子宮も引き上げていく。

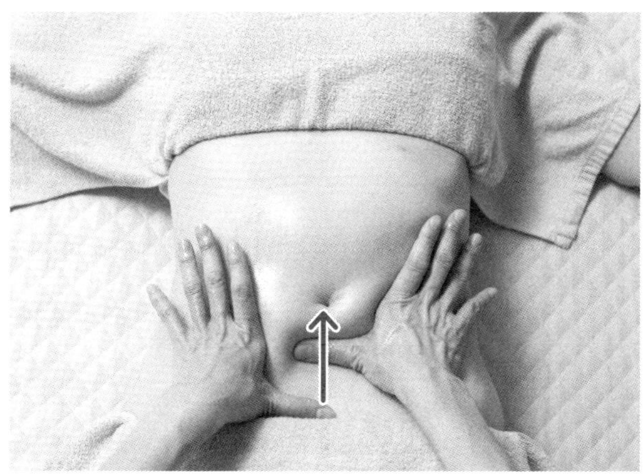

C：次に、下腹部の臓器を全て上に持ち上げる。横隔膜から上部にある内臓を刺激して心の反射区を流しつつ、上下のリンパの流れを改善する。これによって臓器の位置が元に戻り、血流が改善されて体温の上昇が感じられる（特にリンパ管が集中している場所）。

まず両手でチューリップの形を作り、鼠径部の内側の際にセットする。クライアントに息を吸ってもらい、吐く時に両手でグッと圧をかけて、全ての臓器を肋骨まで持ち上げていく。

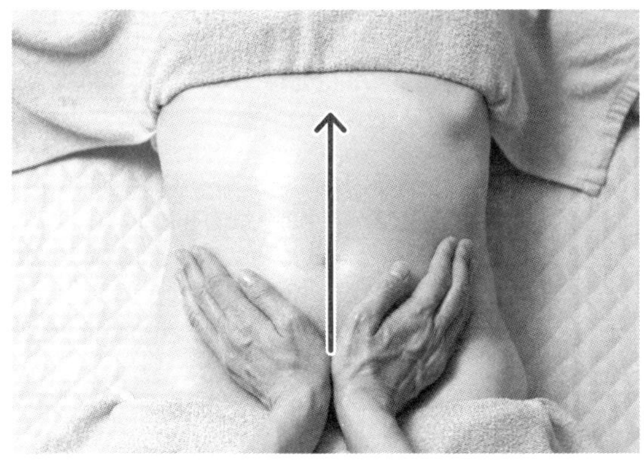

肋骨の際に両手をセットし、また呼吸を促す。吸って、吐く時に両手の圧を加えて、引きながらおへそまで手を戻す。

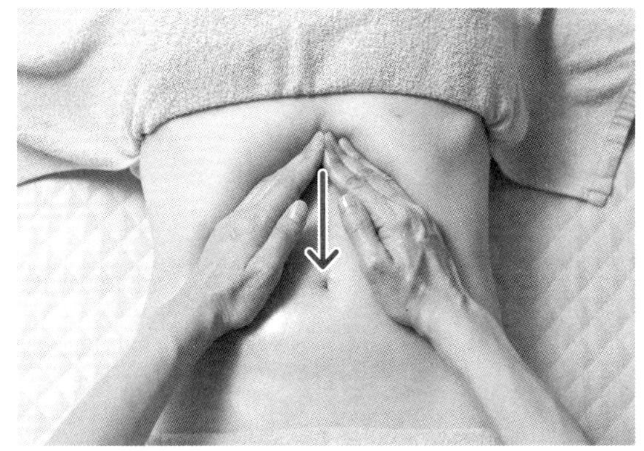

両手を閉じるように軽く圧をかけながら、元の位置まで手を戻していく。この行程を2回行う。

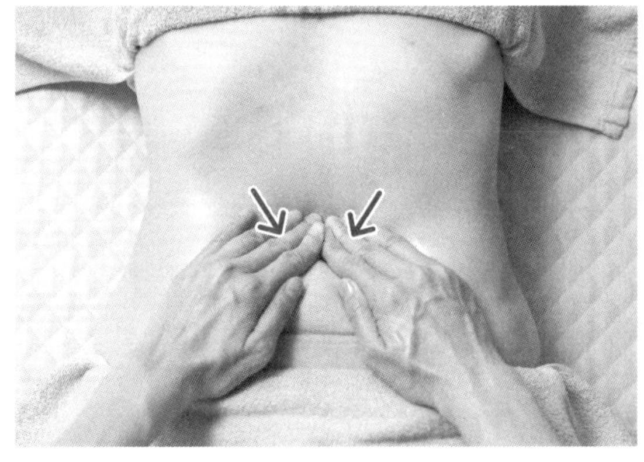

D ：続いて、鼠径部を圧迫して、子宮と卵巣に行く血流を改善する。鼠径部に肘を当てて少し圧をかけながら、外側に引き上げて流れを良くしていく（腰痛にも効果的）。オイルはなくても OK。多少の痛みを伴うので、肘で圧を調整しながら行う（×２回）。

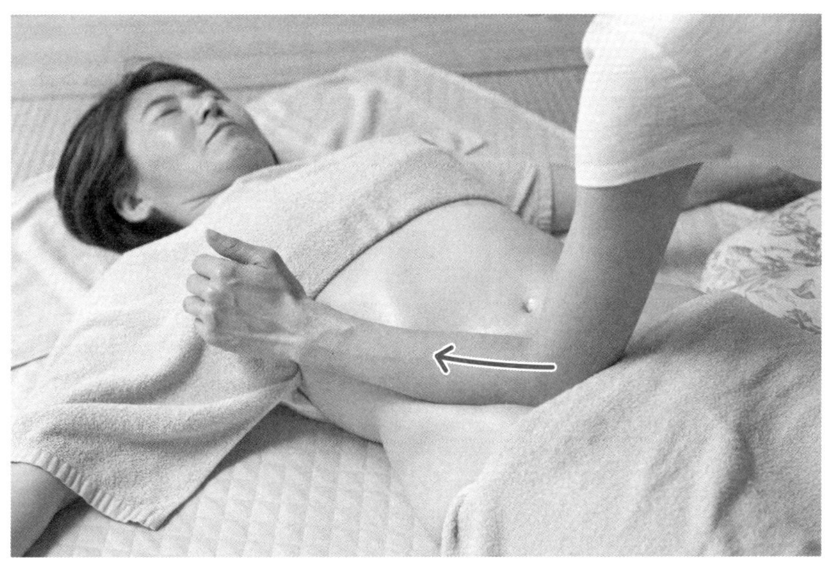

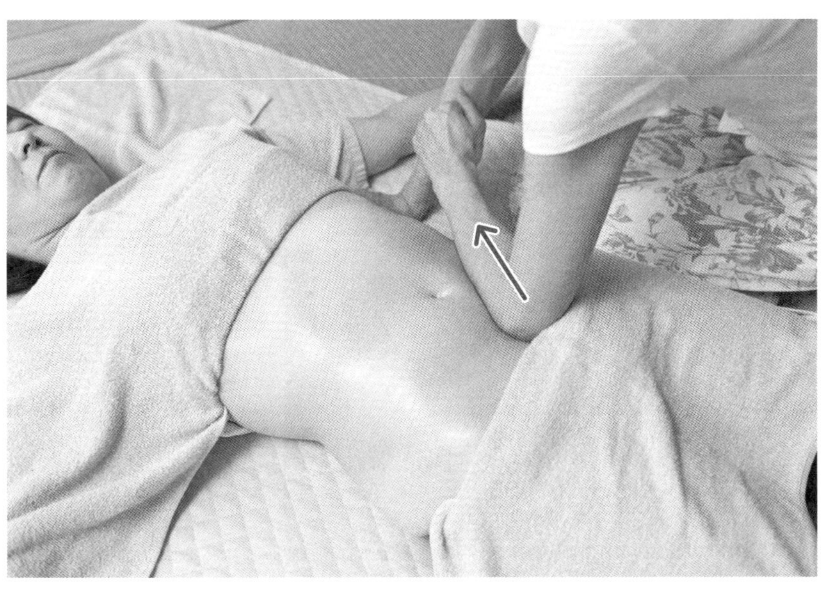

E：最後は、卵巣と腎に刺激を与える「卵ちゃんこんにちは〜！」の手法。右の卵巣、左の卵巣の位置に深く手を入れて揺すぶる。手は「バイバイ」の感じでバイブレーションを加える（×2回）。

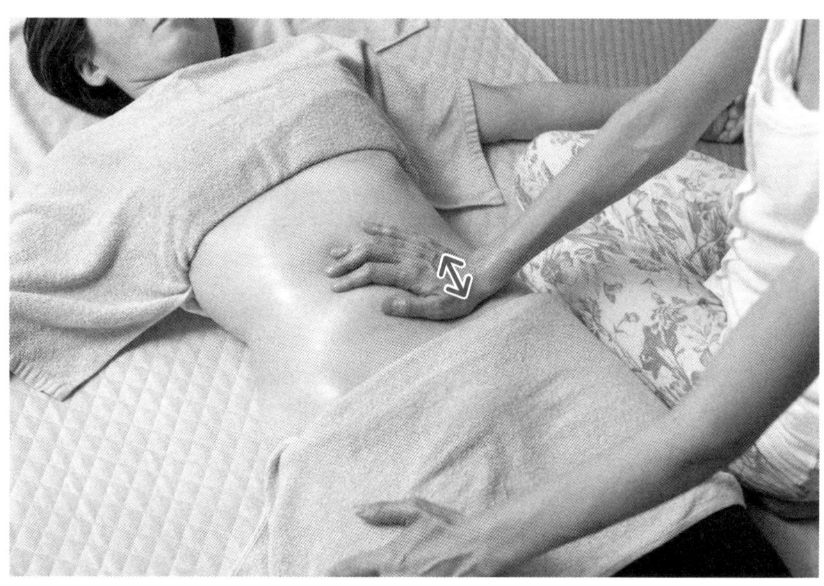

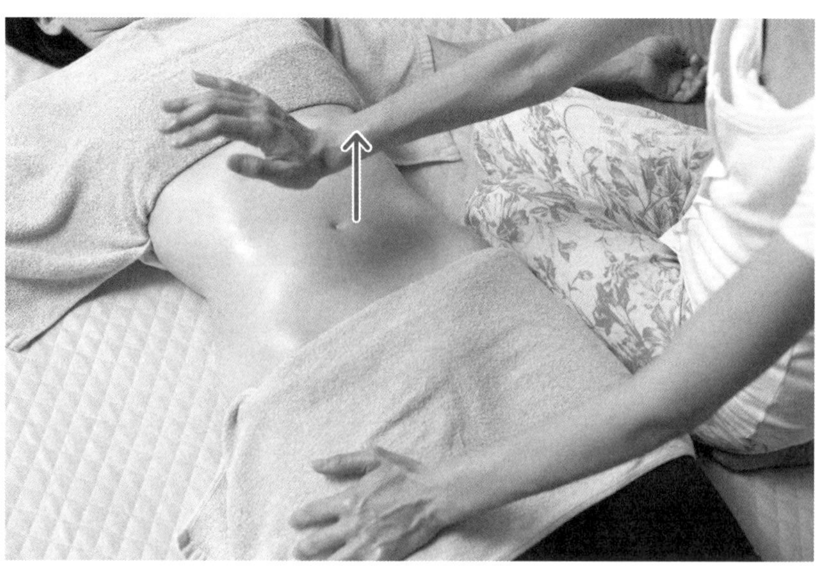

⑤パートナーケアを習得し、クライアントに伝える。男性の精力を高め、精子の質を上げる。妊活＝女性のものと捉えられがちだが、食生活やストレス社会の影響により男性の力が下がっていることも、妊娠しにくい環境を作っている要因といえる。パートナーに以下のケアを心がけていただくように伝えよう。

- 適度な運動を心がける。
- オフィスでは座りっぱなしにならない。
- 過度な飲酒・喫煙を控える。
- 適度に汗をかく（生理のない男性は汗をかくことが必須）。
- 添加物の入った食べ物をなるべく避ける。
- 男性の精力･性欲･精子力を高めるマッサージを行う。下図のツボを、クルクルとマッサージ。その後ろにある仙骨周りもほぐす。使用するオイルは、ジャスミンやイランイランなどが最適。

男性の精力を高めるツボ

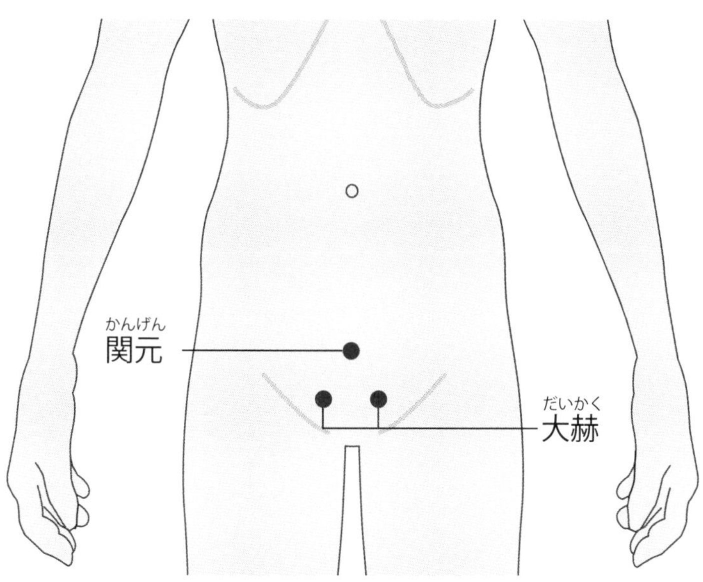

⑥最後に、産後の身体ケア（セラピストが産後の妊婦にできること）をご紹介する。帝王切開の場合は、産後の肥立ちを医師と相談していただくこと。最低6カ月は空けるのがベター。自然出産の場合は、歩いてサロンに来られる状態なら可能。出張の場合でも医師から特に何も言われていなければOK。
特に産後の身体は子宮が元に戻ること、お産で使ったエネルギーと血液を充電することが第一。授乳は子宮の収縮を促す。逆に言うと、子宮の収縮は母乳の出をよくしてくれる。

A：おっぱい周りのケア。母乳がよく出るようになる。

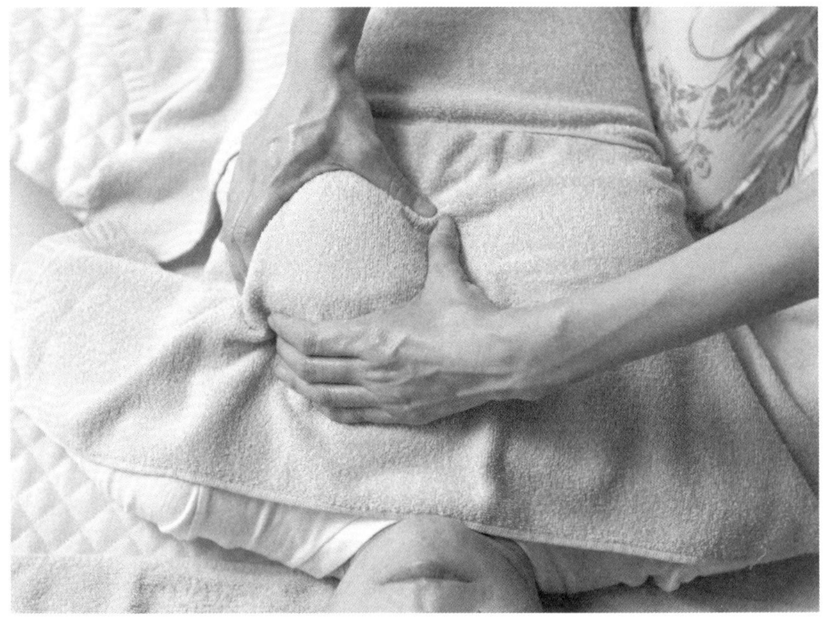

B：子宮の位置を元に戻す（妊活の子宮・卵巣へのアプローチと同じ。73頁～参照）。

Part 9 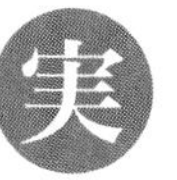 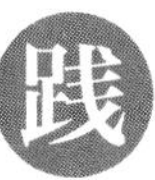 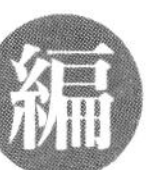

実践編

症状・目的別チネイザン

更年期ケア

更年期が近づくと、肝・心・脾の肋骨下の３パートが冷えてカチコチになります。症状がひどい方は、まるで鉄板が入ったような冷たさと硬さを感じるでしょう。この部位をほぐすと共に、女性ホルモンを司る腎と子宮卵巣のケアも同時に行うと、ストレスや冷えの改善、症状の緩和が期待できます。

1 心のチネイザン

ここでは代表的に、心をほぐす。更年期障害のひどい方は、途中覚醒、早朝覚醒しやすくなるので、睡眠を司る心をしっかりとケア(69 頁〜参照)。

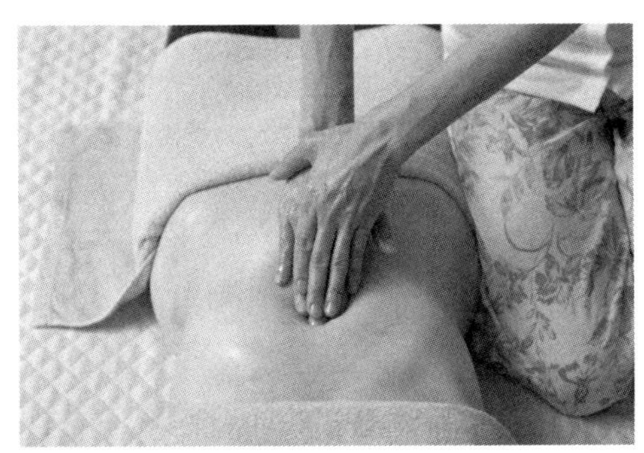

2 腎のチネイザン

東洋医学では、ホルモンバランスは腎が支配している。更年期では身体の水はけも悪くなり、余計に太ることも。そんな時は腎を刺激して、ホルモンバランスを整えよう（71 頁〜参照)。

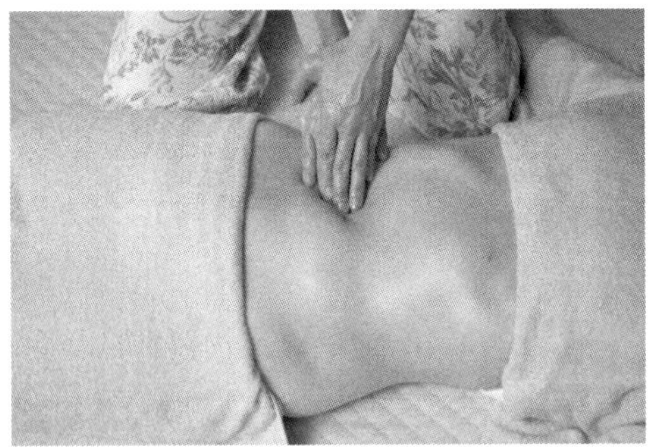

3 子宮・卵巣のチネイザン

更年期になると、子宮卵巣機能も衰え始める。臓器を直接刺激することで血流を促進し、子宮卵巣を活性化させよう（73 頁〜参照)。

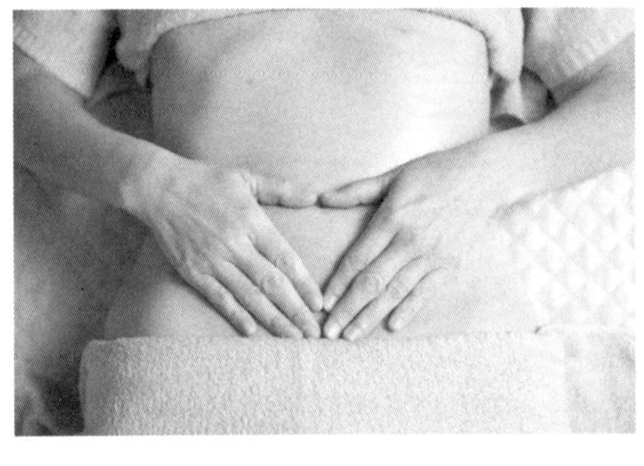

頑固な便秘に

便秘症は、形質や機能的な原因、生活習慣的な原因、感情由来の原因の三つで捉えます。まずは大腸の位置を整え、硬さをほぐし、蠕動運動を促します。そして、生活習慣のアドバイスで、感情面もアプローチしていきましょう。

1 大腸のチネイザン

便秘を放置していると、大腸までも硬くなってしまうことに。「不活動」になってしまった大腸の蠕動運動を高め、また奥に溜まった宿便を流し、ガスを出すこの施術を入念に行う（56頁〜参照）。

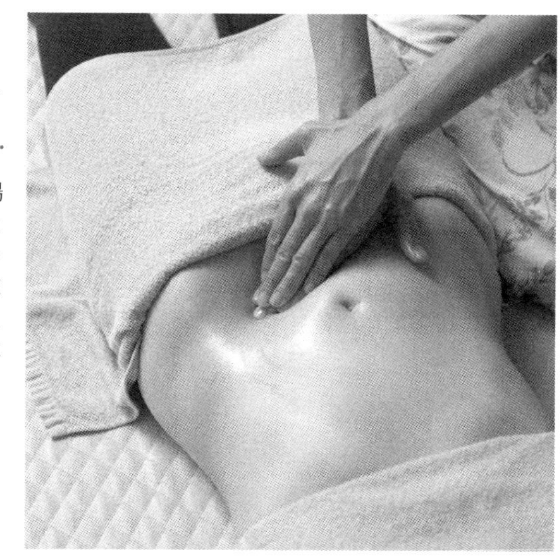

2 肝のチネイザン

便秘の原因は消化液不足も。特に肝臓は胆汁を作り出す重要な臓器。肝の疲れを取って、胆汁を十分腸に送り出せるようにしよう。睡眠不足も大きな便秘の要因。なぜなら寝ている間に肝臓は修復されるのに、その時間が足りず肝臓に大きな負担をかけていることも。便秘に悩む方は、最低でも7.5時間寝られるようにアドバイスを（64頁〜参照）。

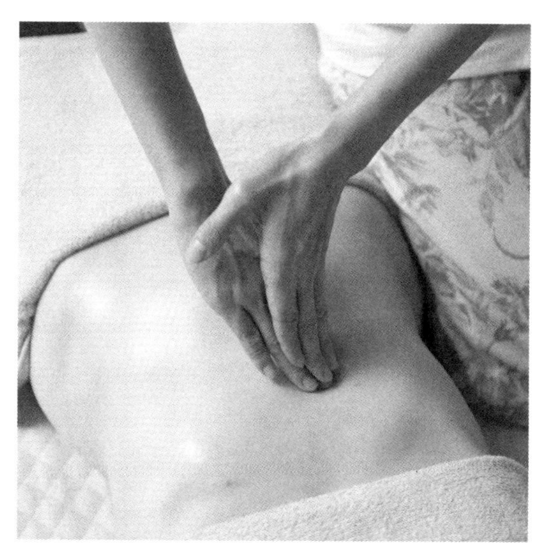

肩こり・頭痛・眼精疲労に

肩から頭部の不調は肝の不調と捉えます。パソコンやスマホの見過ぎ、ストレス過多が主な原因です。肋骨周りをほぐすと肩甲骨も解放され、楽になります。また、腋下リンパ（乳周り）、胸骨や鎖骨をほぐすのも有効です。

1 肝のチネイザン

肝は「筋」を司る。肝が硬いと肩こりの原因となり、筋疲労も取れない。肝をよくほぐし、身体全体の血流を高めてあげよう。また、肝臓の裏側には肩甲骨がある。セットで硬くなっているので肝をほぐすと、肩甲骨も緩むという作用があり、辛い肩こりや頭痛から解放される方も（64頁～参照）。

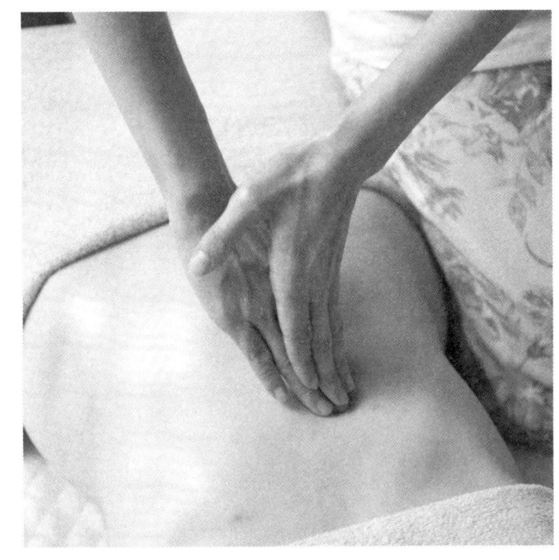

2 腋下リンパのチネイザン

意外と知られていないのは、乳のコリが肩こりにつながっているということ。乳のコリをほぐし、胸骨を開いてあげることで、劇的に肩こりが楽になる。自分でもできるのでセルフケアにもおすすめ（94頁参照）。

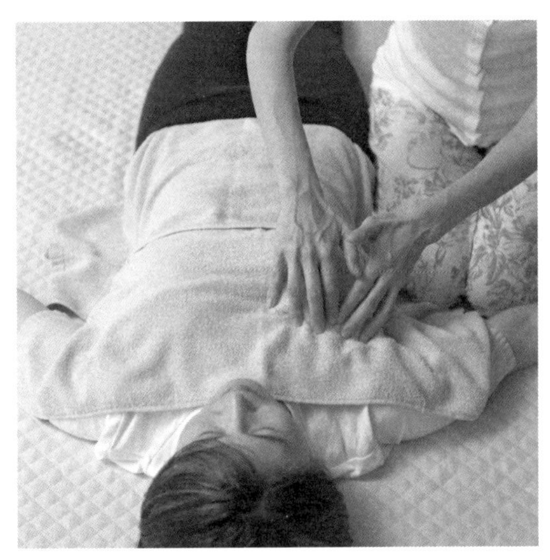

不眠や睡眠障害に

眠れない時は「思考がパンパン」「体温調節が上手くいかない」、この二つに原因があります。思考がパンパンな時は小腸、体温調節には血脈を支配する心、この両方をほぐして快眠生活をサポートしてあげましょう。

1 心のチネイザン

心は血脈を支配し、体中に血液を運び出すことで、体温の調節にも一役買っている。眠れない時はここが詰まっているので、事前に柔らかくしてあげよう（69 頁～参照）。

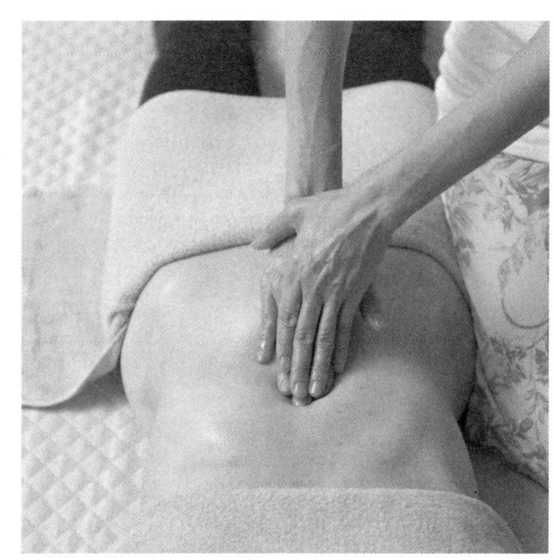

2 小腸のチネイザン

思考がいっぱいだと第二の脳である小腸もパンパンに。日頃から粉ものや油ものを多く食べる方もパンパンになるので、小腸をほぐして思考もお腹もスッキリさせてあげよう（49 頁参照）。

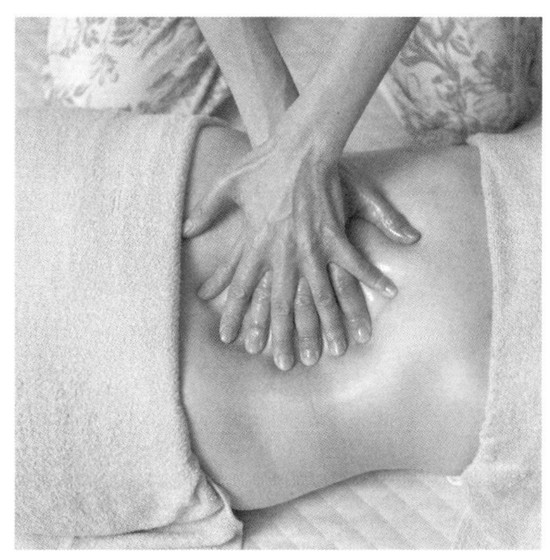

腰痛に

テレワークが広まって急増した腰痛ですが、感染や生活苦に対する恐怖から腎が弱っている可能性も。そんな時は、腎と腸腰筋のストレッチをしてあげましょう。

1 腎のチネイザン

人は恐怖が重なると、緊張感から筋肉が硬直する。一番の要となるのは腎の反射区。ここを刺激して、恐怖感を和らげて安心感を持ってもらおう。お声がけの時に「大丈夫ですよ」「きっと良くなります」とポジティブな言葉をかけてあげるのも薬になる（71頁〜参照）。

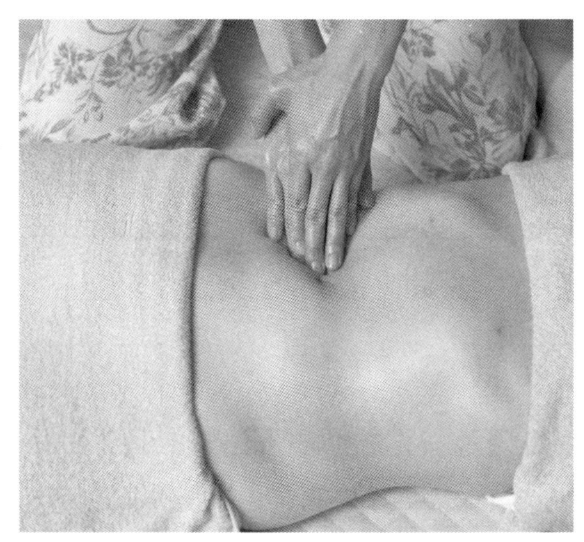

2 腸腰筋のチネイザン

腸腰筋は腎の影響を最も受ける筋肉。筋肉も、実は感情の影響を受ける。腸腰筋は腎に隣接するため、恐怖の影響を受けやすく、ぎっくり腰持ちや腰痛がある方は目に見えないストレスを抱えていることも。腎とセットで腸腰筋をほぐし、筋肉を緩めると共に感情のリセットをしてあげよう（84頁〜参照）。

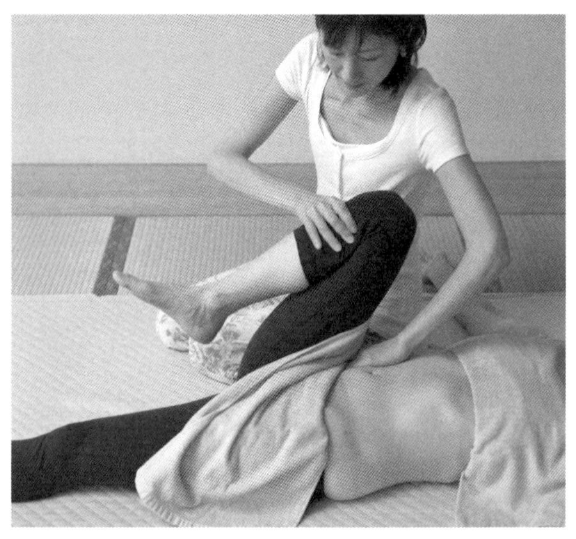

Part 10 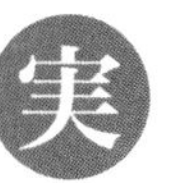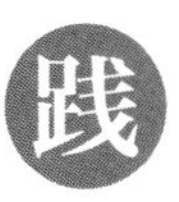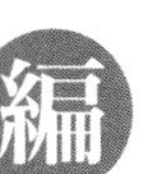

Yuki式セルフチネイザン

100%自分が癒やされている状態で施術に臨もう

セラピストとして活動する中、皆さんはこんな経験がありませんか？

「心身共に疲れているけれど、朝からお客さんの予約が入っているから、お店に出なくてはならない」

「スケジュールが詰まっているけれど、常連のお客さまの予約は断れないから、自分や家族との時間を削ろう」

私はセラピスト＆インストラクターとして活動していた初期、このような事態に見舞われ、遂には自分の体調を崩してしまうことが多々ありました。

寝込んで見上げた天井から、ふとこんな声が聞こえてきました。「心から癒やされていないセラピストに施術されても、お客さんを心から癒やすことはできないんだよ」と。この言葉は私のセラピスト人生を一転させることとなりました。「そうだ、お客さまを心底癒やしたいと思うなら、まずは100%自分が癒やされている状態で施術に臨めるようにしよう！　そうすることが実は一番の近道なのかもしれない！」

そこで、本書の最後に「セルフチネイザン」を、いくつか紹介します。

怒りやイライラは肝に蓄積される

まず、チネイザンでは、怒りやイライラは肝に蓄積されると考えます。右の肋骨の内側になります。私は以前、右肩が上がらなくなったのですが、忙し過ぎて自分の時間も休憩時間も持てなかったことに対するストレスやイライラからきていました。

そこでやっていただきたいのは、右の肋骨の内側にある肝の反射区をほぐすことです（お腹の反射区は、22 頁図参照）。更年期障害や目の疲れ、肩こりや背中の張りにもとても効果があります。内側に手を入れてみて、痛みを感じない程度に差し込んでみます。少し違和感がある方はストレスが蓄積している証拠ですね。それではやり方です。

①大きく息を吸って吐きながら両掌を右肋骨の内側に差し込みます。少し前屈みの姿勢になりましょう。
②手の圧はそのままで息を大きく吸って顔を上げて、もう一度息を吐きながら身体を前に倒していきます。

〈肝の反射区をほぐす〉

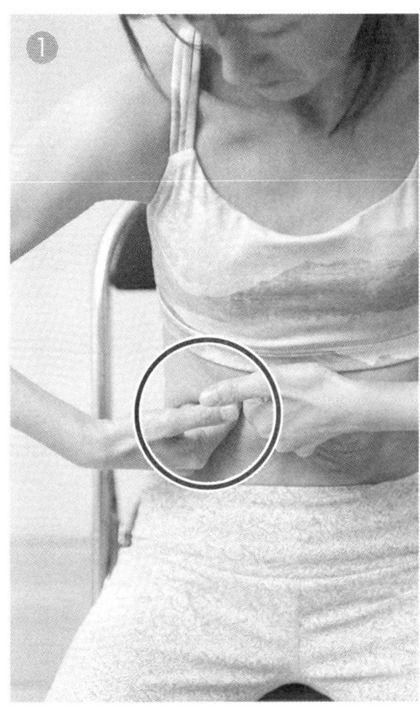

少し前屈みになって、両掌を右肋骨の内側に差し込む。

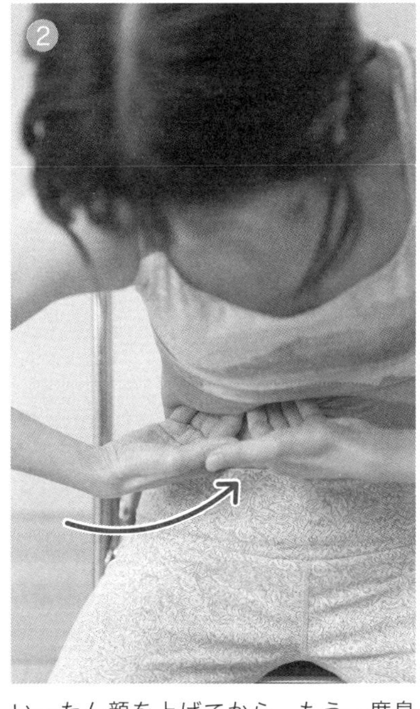

いったん顔を上げてから、もう一度息を吐きながら身体を前に倒す。

③最後、息を吸いながら顔を上げて、手の圧は保ったまま、その場所で指を動かし、クルクルとシェイクして、ポンと抜いていきます。これが基本のやり方になります。

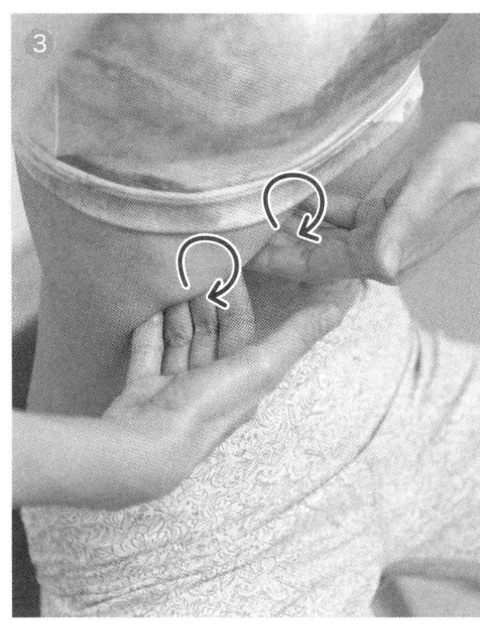

手の圧を保ったまま、指でクルクルと揺すってから、ポンと抜く。

次は左の肋骨の内側にある胃と脾の反射区です。ここには、不安や悩みごと、心配、そして考え過ぎといった感情が蓄積します。現代は感情過多で消化器官を壊している方がとても多く、胃のチネイザンはその根本原因である「不安」といった感情をリリースしていきます。

やり方は上記の肝と同じで、手を当てる場所が左肋骨の内側になります。

慢性的な寝不足には心の反射区

続いて、セラピストにとても多い「慢性的な睡眠不足」を解消する心のチネイザンです。セラピストたちに睡眠時間を聞くと、6時間取れていれば良いほうで、24時に就寝できている方をあまり聞いたことがありません！　これでは心もパンパンになり、かつ腎のエネルギーを消耗し過ぎて、疲れやすく、老化の早い身体になってしまいます。

そんな時は心の反射区に両手を当てて、肝の反射区と同じ方法でこの部分を緩めていってあげましょう。全て回数は1～2回ほどです。

感情を押し殺していると、子宮や卵巣に蓄積する

続いて多くの悩みが寄せられる「子宮卵巣」のトラブルに対するチネイザンをご紹介しましょう。

子宮卵巣は、自己否定感があったり、自己肯定感が低かったり、感情を押し殺してしまうと、そこにそれらの複雑な感情が蓄積する傾向にあります。自己否定感があると、内臓も下垂するのです。自分に自信がなかったり、他と比べ過ぎたり、また感情を詰め込んでしまうと、内臓もパンパンになって行き場のない思いが子宮卵巣に蓄積するのでしょうね。

子宮卵巣のチネイザンで、子宮と卵巣にスペースを与えて、本来の機能、そして本来の自分自身を取り戻していくエクササイズをご紹介します。

①仰向けになり、膝を曲げ、お尻を高く上に上げます。

②子宮と卵巣をおへそのほうまで持ち上げていくように、恥骨の内側に両手を重ねてセットし、スコップで掘るように、ユラユラとおへそのほうまで持ち上げていきます。

③足腰が疲れたら床にお尻を戻して、足の裏と裏を合わせて、がっせきのポーズでお休みをします。この時、両手を子宮の上に当ててあげましょう。

この最後のポーズは、右側の自分と左側の自分が融合する陰陽和合のポーズで、エネルギーの充電につながります。疲れを感じた時など、やってみてください。

〈子宮卵巣を引き上げる〉

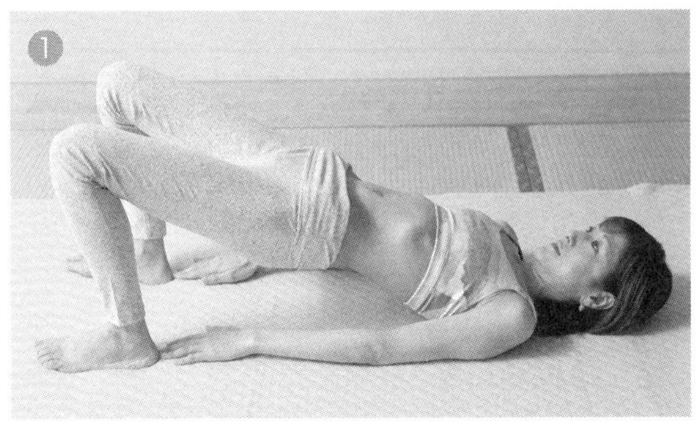

腰を高く上げる。

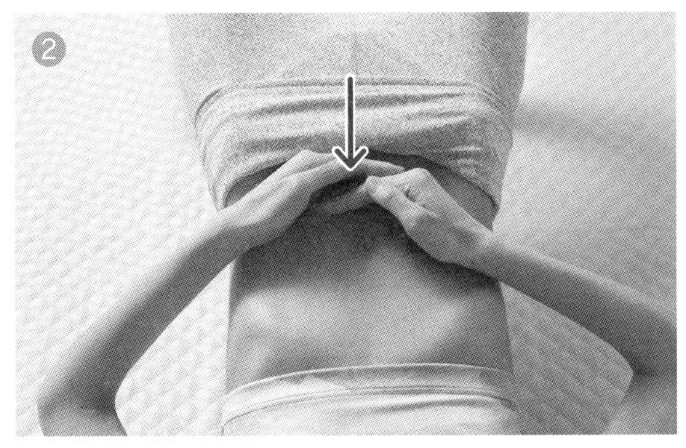

恥骨の内側から。両掌をスコップのように使い、
子宮と卵巣をおへそのほうへ持ち上げる。

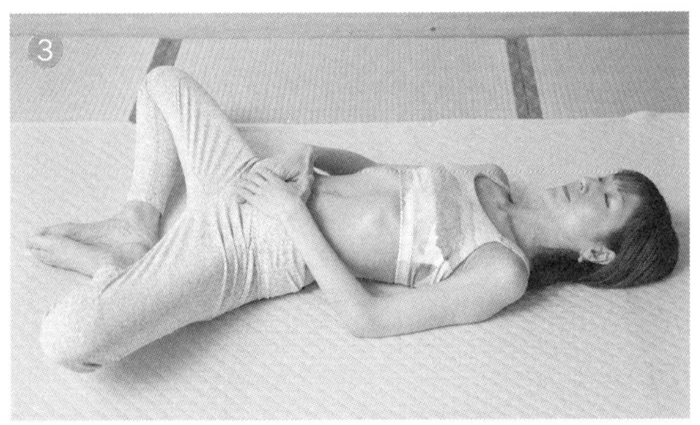

両手を子宮の上に置き、両足の裏を合わせた、
がっせきのポーズで休む。

無自覚に溜め込んだ感情で疲れた肺を助け、肋骨をほぐすチネイザン

ストレスや不安、恐怖といった感情は、気づかずに溜め込んでしまうもの。すると、どうしても呼吸が浅くなり、肺の機能も低下してしまいます。肺の機能が低下すると思うように排便ができなくなったり、疲れやすくなってしまったりするので、今度は肺が包み込まれている肋骨をほぐすチネイザンを行います。

①椅子に腰かけて上体を起こし、握りこぶしの手を作り、先のとがった部分で、肋骨をくまなくほぐしていきます。
②呼吸は自然呼吸で、骨の上や骨と骨の間なども、じんわりとほぐしていきます。目安は左右の肋骨合わせて３分くらいです。

右肋骨が痛む場合は、ストレスや怒りが蓄積していた証拠。左側は不安や心配なこと、悩みが続いていて消化不良が起きていた時などに痛みます。骨にも感情は蓄積するのです。

〈肋骨をほぐす〉

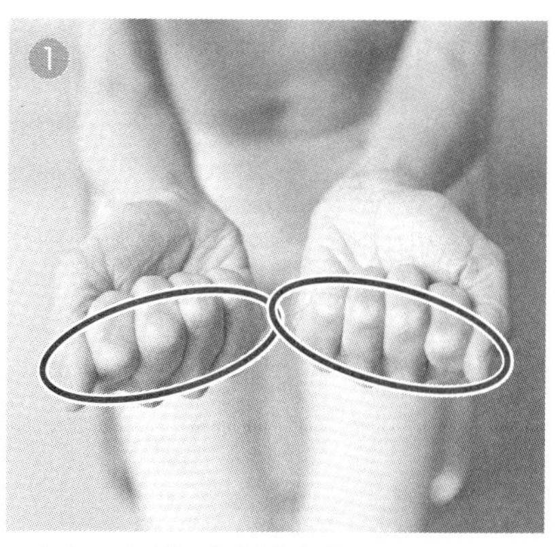

こぶしのとがった部分を使う。

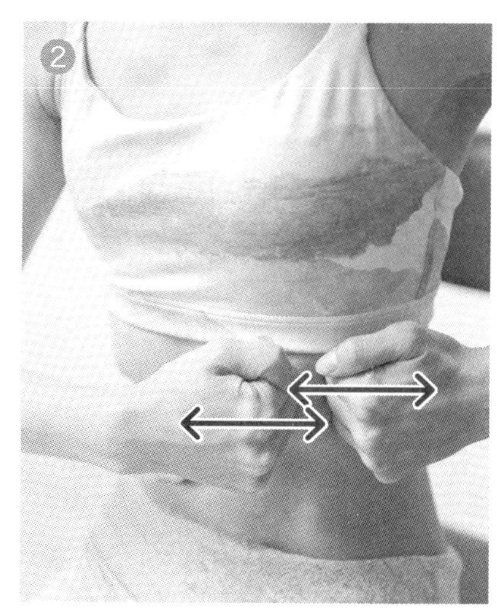

肋骨の上や肋間をくまなくほぐしていく。

腎と膀胱の反射区から腰痛にアプローチしよう

続いてセラピストのお悩みベスト３に入ってくるのが長年の施術による姿勢の変化から起きる「腰痛」です。整体師の方はよくご存知かと思いますが、お腹が張ると腰痛が悪化します。腰を揉むのはもちろんのこと、ここでは、横になって腎と膀胱の反射区をマッサージする方法をお伝えしましょう。

①仰向けの姿勢で両膝を立て、反射区の図の腎と膀胱を参考にして、グーの手でおへその両横から反射区を挟み込むようにグッと中に押し込んでほぐしていきます。

〈腎と膀胱の反射区をほぐす〉

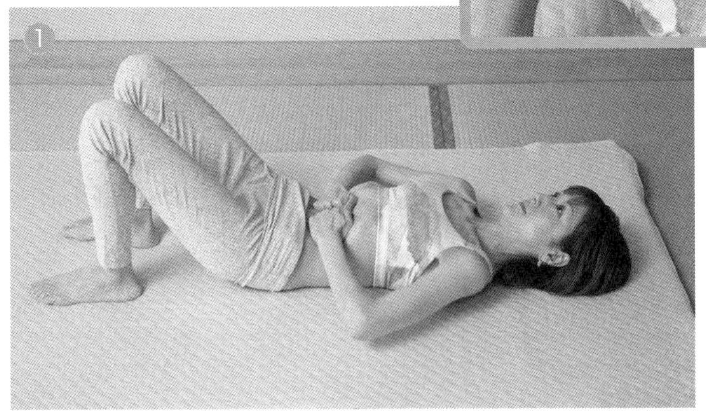

仰向けになり、両膝を立てる。おへそを挟み込むように、腎と膀胱の反射区をこぶしでほぐす。

②続いて、そのまま右側が上にくるように真横を向き、両手で腎の反射区と後ろ側にある腎臓の位置を、洗濯バサミで挟み込むようにギュッとつかんで少し揺すります。少しずつ手の位置を変えていき、腸骨の辺りまでほぐしてあげましょう。

横向きになって、腎の反射区と腎臓の位置を挟むように掴んで揺すってほぐす。

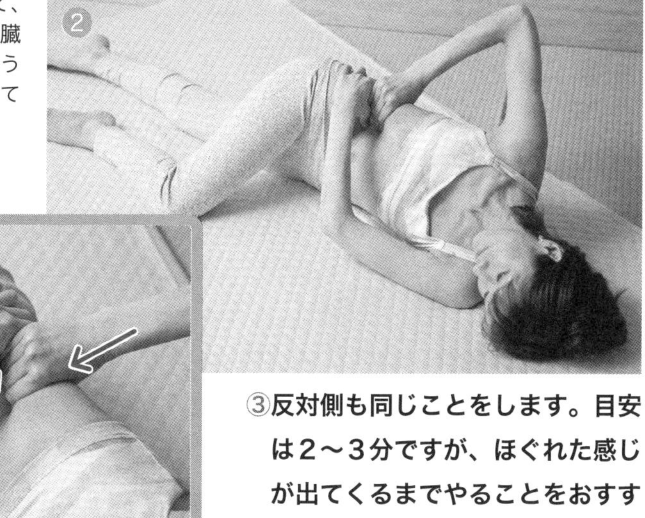

③反対側も同じことをします。目安は2～3分ですが、ほぐれた感じが出てくるまでやることをおすすめします。

Column オキシトシンレベルの高いセラピストになろう

私が皆さんに本当にお伝えしたいのは「まずはご自分が癒やされてください」ということです。

母親が良い精神状態だと抱っこされる赤ちゃんの安心感や信頼感も増すのは、愛情ホルモンと呼ばれる「オキシトシン」が関係していると言われており、これと同様にオキシトシンレベルの高いセラピストほどクライアントは癒やしの効果を感じるということが、科学的に証明されています。癒やしを提供する者としてはオキシトシンを高いレベルに保っていられるよう、常に意識して自分を癒やしていきたいものです。皆さんの手によって癒やされる方々がますます増えますように。そして、お客さまにもぜひ、セルフチネイザンをお伝えしてみてはいかがでしょうか。

おわりに

「チネイザン」―。私がこの言葉を聞いて、直感的にすぐにチェンマイを訪れてから、早11年の年月が流れました。あの時の私には、今の私がこのような活動をしているなんて夢にも思えないことでしょう。自分自身も、チネイザンを学び、ここまで成長できるとはその時は夢にも思いませんでした。ただひたすらに、自分の不調を改善したくてチェンマイに行ったあの夏のことを、今でも忘れることはありません。

その間には、東日本大震災があり、世の中が大きく変わる出来事を迎え、私は日本国中が「お腹」にストレスを抱えていることを目の当たりにし、チネイザンセラピストの育成と、セルフチネイザンの普及に勤しみました。そしてこれからも、コロナ禍をはじめとする数々の情勢不安により、日本国中、いや世界中の人々がお腹に「不安、悲しみ、怒り、恐怖､失望感」を抱える時代が続くかもしれません。この今の状況こそ、チネイザンが最も必要とされる時代なのではないでしょうか。

人々が抱えた負の感情は日に日に内臓に蓄積し、そして不調を訴える人々が増加し続けています。また免疫力の観点からも、「腸」をはじめとした「内臓」、そして健康的な食生活、セルフケア法などにも関心が高まっています。

今こそ、こうしてチネイザンを学んでいただいた皆さんが、負の感情を抱えて不調を抱えたお腹を癒やしていってほしいと思います。日本全体に明るく希望の持てる生活や人生を取り戻すお手伝いができたら、そう願うばかりです。

この本の執筆を初期から支援してくださったBABジャパンの東口社長、編集部の皆様、編集者の森口さん、そしてお読みいただいた皆様に、お腹の底から感謝の気持ちをお伝えしたいです。

一般社団法人内臓マッサージ協会　代表理事　田中ユキ

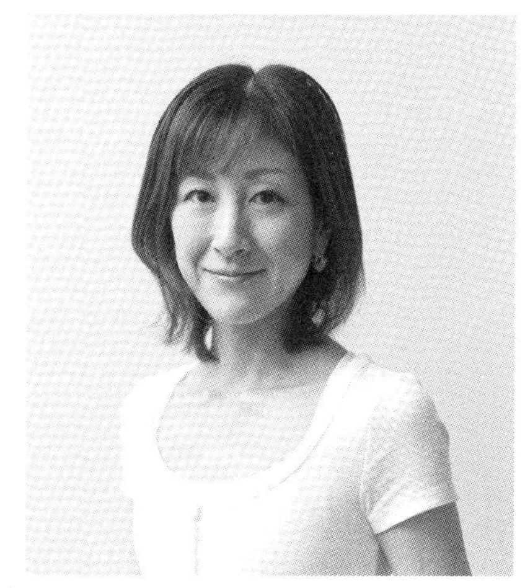

著者◎ Yuki ユキ

チネイザンセラピスト。「たまよろ庵®」主宰。早稲田大学政治経済学部卒業後、外資系コンサルティング、中米大使館、大手IT通信企業などに勤めながら世界を巡り、ヨガ、マクロビオティック、タイ古式マッサージ、カウンセリング心理学などを学び、チネイザンに辿り着く。著書に『氣内臓　お腹をもむと人生がまわりだす』（草思社）、『氣内臓デトックスマッサージ』（KADOKAWA）、DVDに『チネイザン入門』『セルフチネイザン』（BABジャパン）など。

◎たまよろ庵®
https://tamayoro.com/

◎ブログ「内臓美人生活」
https://ameblo.jp/angel-de-la-tierra/

写真撮影 ● 漆戸美保
撮影協力 ● 高城裕子　河野とよみ　細田友子
イラスト ● 月山きらら　細田友子　あおなみゆみ
本文デザイン ● 澤川美代子
装丁デザイン ● やなかひでゆき

内臓もココロも整うお腹マッサージ
チネイザン療法
すぐ使える！ 古代道教に伝わる心身デトックスの手技

2021年8月1日　初版第1刷発行
2023年3月15日　初版第2刷発行

著　者　Yuki
発行者　東口敏郎
発行所　株式会社 BAB ジャパン
〒151-0073 東京都渋谷区笹塚 1-30-11　4・5F
TEL　03-3469-0135　FAX　03-3469-0162
URL　http://www.bab.co.jp/
E-mail　shop@bab.co.jp
郵便振替 00140-7-116767
印刷・製本　中央精版印刷株式会社

ISBN978-4-8142-0403-8 C2077

DVD　未消化の負の感情を癒す
自分で出来る内臓マッサージ
セルフチネイザン

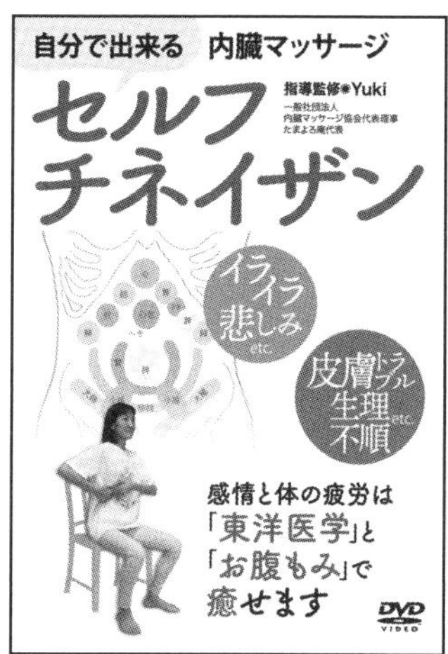

現代に生きる「日本女性の不調改善」のために未消化の負の感情は「お腹もみ」でデトックスできます目の疲れ・肩こり、生理不順・PMS。病院では「異常なし」といわれてしまった不調はもしかすると【負の感情】に由来するかもしれません。チネイザン（氣内臓）とは「東洋医学」と「お腹もみ」をベースにした伝統療法のこと。その最大の特徴は【感情と内臓には密接な関係がある】という考えです。この【感情→内臓→不調】の関係に着目した内臓マッサージで体内の老廃物はもちろん、負の感情をデトックスしていくのがチネイザンです。

■指導・監修：Yuki　■収録時間 54 分
■価格：本体 5,000 円＋税

DVD　便秘の改善で " 痩せ体質 " に！
心身の毒素を排出する氣内臓マッサージ
タオの伝統療法　チネイザン入門

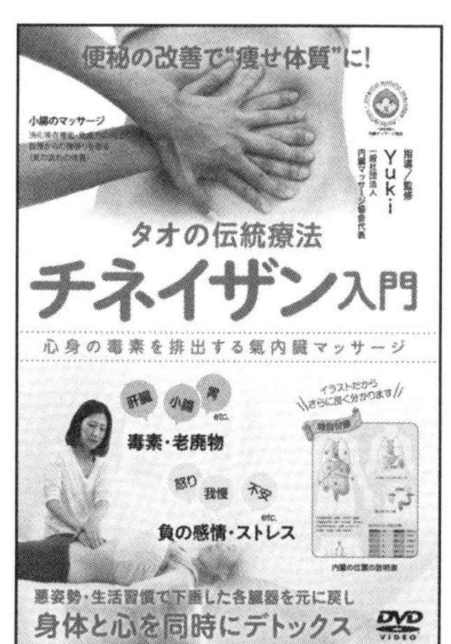

毒素・老廃物…　負の感情・ストレス…　悪姿勢・生活習慣で下垂した各臓器を元に戻し、身体と心を同時にデトックス！　人気のチネイザン（氣内臓）マッサージの理論と実技を日本人女性向けにアレンジした資格スクール講師として活躍する Yuki 先生が、初の DVD 教材として丁寧に解説していきます。内臓由来の不調改善、心の安定、アレルギー改善、妊活 etc. 特に便秘の改善による " 痩せ体質 " が期待できます。
★イラストだからさらに良く分かる特別付録【内臓の位置の説明表】が付いています。

■指導・監修：Yuki　■収録時間 40 分
■価格：本体 5,000 円＋税